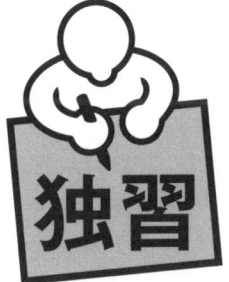

すべての
医療系学生・研究者
に贈る

統計学 24講

医療データの見方・使い方

鶴田陽和 [著]

朝倉書店

まえがき

　この本は，以下のような人を読者として想定して書かれた統計学入門の自習書である．

　①はじめて統計学を学んでいるが，教科書や講義の内容がよくわからない学生
　②卒業論文などをまとめるにあたって統計学を復習しなくてはいけないが，大学初年度で習った統計学の内容は記憶のかなたという学生
　③今後のために統計学の基本をしっかり復習しておきたいと願っている若手研究者

　読者層を考えて前提となる学力は高校2年生までに習う数学の範囲内に限定したが，さらに数学が苦手な医療系・心理系の学生を想定して，数式だけに頼らず，できるだけ言葉による説明を心がけた．また，複雑な数式を使わざるをえない箇所も，その数式の意味を紙数が許す限り言葉で説明するよう心がけた．

　書店には医療統計や心理統計の教科書がたくさん並んでいるが，学生が独りで読んで理解できる教科書は少ない．日本ではページ数の多い教科書の出版が難しいため，どうしても要点をまとめた形にならざるをえないことが大きな理由であろう．教科書とは別に，自習者向けに具体的な計算手法をわかりやすく解説した本もたくさんあるが，統計学の考え方には独特の難しさがあり，その背後にある基本的な考え方をきちんと理解した後でないと，いくら計算方法を覚えても正しく使いこなすことは難しい（実際，誤解や誤用が少なくない）．つまり，計算手法を記した本は，中級者には便利でも初学者の役には立たない．

　一方，専門書には良書がたくさんあるが，専門書は統計学の初歩を卒業した読者を対象に書かれているため，医療や心理を専攻する学生が読みこなすのは容易ではない．このシリーズの企画は，専門良書とその知識が必要な学生や研究者をつなぐ自習書が日本にもあれば，という編集者との雑談から始まった．この本はその1冊目として，まったくの初学者が独習で統計学の基本的な考え方が理解できるようになることを目標とした．

現役学生は，演習中心のわかりやすい講義を受けているかもしれないし，先生の話にところどころ飛躍があってとまどっているかもしれない．私がこの本を書かなくてはいけないと思ったのは，数学が必ずしも得意でない学生に統計学の手法をわかりやすく解説する必要を感じていたことが大きな理由だが，その他にもう1つ別の理由がある．毎年，何人もの学生や若手の研究者が統計解析の相談に訪れる．そのとき，最初に彼らが学部時代に使った教科書をもってきてもらうのだが，実際の研究とその解析に必要な説明がそろっている本がなかなかない（紙数の制限から，初学者向けの教科書では無理からぬことだが）．具体的には，以下のような項目が不足していることが多い．

1. 研究デザインの基礎知識

　研究デザインとは，具体的な調査や実験をどのように行うか，その方法のことである．研究デザインの選択は統計的手法の選択よりはるかに重要で，デザインが不適切だと，後で統計的な手法を駆使してもその欠陥を補うことはできないし，逆に正しいデザインを立てて研究を遂行していれば解析は容易である．実際に統計学を活用するには，研究デザインの知識が不可欠である．

2. 仮説検定に共通する基本的な原理

　統計学には，区間推定，仮説検定，多変量解析などさまざまな手法がある．中でも仮説検定は実際の解析で大きな部分を占めているが，初学者向けの本では，個々の手法の具体的な手順には紙数が割かれていても，仮説検定の基本的な原理の説明は簡潔なことが多い．仮説検定の基本的な考え方が単純であればそれでもよいが，実際はまったくの逆で，仮説検定の原理は複雑かつ独特で，その理解が容易であるとはとても言えない．そのためか，統計学者の再三の警告にもかかわらず，統計的有意と科学的真実の混同，片側検定の誤用などが，なかなかなくならない．

3. 手法の適用条件

　あまりにも多くの統計的手法が存在するため，自分に適した方法を選択することが困難になっている．手法選択のための枝分かれ式のチャートが工夫されているが，使いこなすには各手法の背後にある統計学の基本原理を理解している必要がある．つまり，チャートは中級者には便利でも初学者の役には立たない．解決法は，代表的な手法について，手法の演繹過程と適用可能な条件に対する理解を

積み重ねていく以外にないだろうが，特に適用可能な前提条件とその前提条件が満たされなかったときに何が起こるかについて，説明が不十分な教科書が多い．

　この本では，以上の3点を丁寧に説明するよう心がけた．また，何よりも教科書ではなく自習書となるよう，説明を工夫した．とは言うものの，わかりやすい本を書こうと思ったからといって，すぐさまわかりやすい本が書けるわけではもちろんない．そこで，この本では想定読者層を代表して，大学1年生（鶴田しずか，心理学），大学3年生（田中萌美，看護学），修士1年生（鈴木英行，臨床工学），修士2年生（深澤翔子，臨床工学），若手研究者（逸見治，医学）の5名に，原稿を丁寧に読んでもらった上で，独りでは理解できなかった箇所を指摘してもらい，指摘を受けた箇所は説明を改善するというやり方をとった．そのため，原稿を書き上げてから出版社に渡すまで余分に1年近くがかかってしまった．

　学生諸氏から指摘された「難所」は想定外の箇所もあり，私にとっても勉強になった．原稿の初版だけでなく途中で改訂した版も時間をかけて読んでくれた学生諸氏と，その間，辛抱強く待ってくれた朝倉書店編集部にはあらためて感謝の意を表したい．図と表は，購入層の懐具合を考えて本の価格を少しでも下げるためにすべて自作したが，その際，上記の2人の大学院生の力を借りた．

　原稿は，農業環境技術研究所の三輪哲久先生に読んでいただき，数々の指摘をいただいた．また，文章の師，隈部敏郎氏にも全文を読んでいただき，読みにくい箇所を改善してもらった．執筆途中で生じた疑問点は，東京大学名誉教授の広津千尋先生からさまざまなアドバイスを受けた．これらの人の協力がなかったら，この本は完成しなかっただろう．3人からいろいろな指摘を受けたあとでも改変を重ねたので，万一間違いがあれば私の責任である．高校時代の数学の恩師，菊池克朗先生にも謝意を表したい．文系志望の高校生でも理解できる，わかりやすい記述を徹底するよう心がけたのも，高校卒業時の学力について示唆をいただいたことが大きい．

　この本は全部で24講からなっているが，各講のはじめにその講の要点をＱ＆Ａ形式でまとめ，各講の終わりに確認問題を掲載した．すでに統計学を学んだことがあり，復習をする場合は，Ｑ＆Ａと確認問題だけを読み，その中に知ら

ないことがあったときだけ本文を読むという読み方ができるよう配慮してある．本文は，はじめて統計学を勉強する学生のために，些末な事項の正確さにはこだわらず，最小限必要なポイントを明確に述べるよう心がけた．一方，最初に学ぶときは飛ばしてもよいが，復習の際にはぜひ注意を払ってほしい，より正確な解説や数式による説明は，注や補足とした．そのため，本文以外の部分が多い本となったが，大学生からは「必須な箇所に絞って勉強ができた」，また大学院生からは「補足を読んで学部時代の疑問が氷解した」と両者に好評だったので，この方式をつらぬいた．

さらに，試験を直前に控えている学生のために，定期試験対策として大学1〜2年生の統計学の試験で頻出する典型的な問題を巻末に掲載した．試験準備中の学生だけでなく，復習のためにこの本を読む読者も，基本的な手法の使い方が理解できているかの確認になるので，ぜひ問題を解いてほしい．

著者の願いは，学生や若い研究者が現実の問題を前にして統計学の手法を選択しなくてはいけないときに，自分の頭で判断ができるようになることである．この本が，統計学の授業がわからなくて途方にくれている学生の助けになるとともに，統計的方法の誤用の駆逐に少しでも役に立てば，望外の喜びである．

2013年3月　啓蟄の日に

鶴 田 陽 和

目　次

第1講　統計学とは　―除霊は有効か― …………………………………… 1
  a．医療と統計学 …………………………………………………………… 1
  b．自然治癒とプラセボ効果 ……………………………………………… 2
  c．一流の論文誌なら信用できるのか？ ………………………………… 3
  d．記述統計と推測統計 …………………………………………………… 4
  e．統計学で扱う問題 ……………………………………………………… 5

第2講　標本の選び方　―Webアンケートは有効か― ………………… 9
  a．標本の選び方 …………………………………………………………… 9
  b．臨床試験の場合 ………………………………………………………… 11
  c．確率論と統計的方法 …………………………………………………… 13

第3講　医学研究のデザイン　―祈祷の治療効果を調べるには― …… 15
  a．研究デザインとは ……………………………………………………… 16
  b．研究デザインの種類 …………………………………………………… 17

第4講　データの型　―順序変量と名義変量の違い― ………………… 22
  a．変量の分類 ……………………………………………………………… 22
  b．量的変量のカテゴリ化 ………………………………………………… 24
  c．説明変数と従属変数 …………………………………………………… 24
  d．割合，比，率 …………………………………………………………… 25

第5講　標本の集計　―決まった方法はあるのか― …………………… 27
  a．質的変量の集計方法 …………………………………………………… 27

b． 量的変量の集計方法 ………………………………………… 28
　c． 累積度数分布 ………………………………………………… 30
　d． 標本の大きさとヒストグラム ……………………………… 31
　e． 外れ値 ………………………………………………………… 31
　f． 標本分布の指標 ……………………………………………… 31

第6講　母集団の表記方法　―標本平均は母数？― ………………… 33
　a． 離散変量の母集団分布 ……………………………………… 34
　b． 確率密度関数―母集団のヒストグラム― ………………… 34
　c． 割合と確率の関係 …………………………………………… 36
　d． 確率密度関数の定義 ………………………………………… 37
　e． 期待値 ………………………………………………………… 38
　f． 期待値の計算 ………………………………………………… 40
　g． 母数とは ……………………………………………………… 42
　h． 累積分布関数 ………………………………………………… 43

第7講　分布の特徴の指標　―平均値±標準偏差ではだめなの？― ……… 46
　a． 標本の代表値 ………………………………………………… 46
　b． 範囲と偏差 …………………………………………………… 48
　c． 母集団のバラツキの指標 …………………………………… 49
　d． 標本のバラツキの指標―分布が左右対称な場合― ……… 50
　e． 標本のバラツキの指標―分布が対称でない場合― ……… 51
　f． 標本データの集計例 ………………………………………… 52

第8講　統計的な問題とは　―母集団について知るとは？― ………… 55
　a． 質的変量の統計的問題 ……………………………………… 55
　b． 量的変量の統計的問題 ……………………………………… 56
　c． 推定と検定 …………………………………………………… 57

第9講　重要な確率分布(1)　一様分布　―乱数の役割― …………… 59
　a． 一様分布（離散変数の場合） ……………………………… 60

b．一様分布（連続変数の場合） ·· 61
　　c．乱数の役割 ·· 62

第10講　重要な確率分布(2)　標準正規分布　—何を覚えればよいの？— ···· 64
　　a．サイコロの目の和の分布 ·· 64
　　b．正規分布と中心極限定理 ·· 66
　　c．標準正規分布 ··· 67

第11講　重要な確率分布(3)　一般の正規分布　—基準化は何のため？— ···· 71
　　a．正規分布の基準化 ··· 71
　　b．正規分布の確率密度変数 ·· 73
　　c．一般の正規分布の基本的な性質 ·· 74
　　d．偏差値 ·· 74

第12講　正規分布を利用した推定　—はじめての推定— ················ 77
　　a．正規分布かどうかの判断 ·· 77
　　b．正規分布の母平均の推定(1) ·· 79
　　c．正規分布の母平均の推定(2) ·· 83
　　d．統計的な方法を導くための一般的な手順 ······································ 86

第13講　t分布を利用した推定　—何もわかっていないときはどうするの？—
　　　　·· 88
　　a．スチューデントのt分布 ·· 89
　　b．t分布の確率 ·· 91
　　c．正規分布の母平均の推定(3) ·· 93
　　d．自由度と信頼区間の幅 ·· 94

第14講　標準偏差と標準誤差　—SDとSEはどう使い分けるの？— ········ 96
　　a．標準偏差と標準誤差 ··· 96
　　b．ヒゲの意味 ·· 98
　　c．正確度と精度 ·· 99

第15講 重要な確率分布(4) ベルヌーイ試行と2項分布 —サイコロを10回,振ったら— ……………… 101
  a. ベルヌーイ試行 …………………………………………………… 101
  b. 母集団の大きさが有限個の場合 ………………………………… 102
  c. 独立な試行を繰り返した場合 …………………………………… 103
  d. 2項展開の係数 …………………………………………………… 104
  e. 2項定理とベルヌーイ試行の関係 ……………………………… 105
  f. 2項分布の平均と標準偏差 ……………………………………… 106
  g. 2項分布の正規分布近似 ………………………………………… 107

第16講 割合の推定 —有病率はどうやって推定するの?— ……………… 110
  a. Clopper-Pearson の信頼区間 …………………………………… 110
  b. 2項分布の正規分布近似を利用する方法(Wilson の信頼区間) ……… 114
  c. Wald の信頼区間 ………………………………………………… 115

第17講 統計的検定の基本的な考え方 —はじめての検定— ……………… 117
  a. 統計的検定 ………………………………………………………… 117
  b. 符号検定 …………………………………………………………… 118
  c. 有意水準と棄却域 ………………………………………………… 122
  d. 統計的検定の手順(まとめ) …………………………………… 124

第18講 診断・検査の性能の指標 —感度・特異度って何?— ……………… 125
  a. 診断・検査の性能の指標 ………………………………………… 125
  b. カットオフポイント ……………………………………………… 129
  c. 偽陽性の人数を下げることの難しさ …………………………… 129

第19講 第1種の過誤と第2種の過誤 —帰無仮説が正しい場合— ……… 132
  a. 2種類の判断の誤り ……………………………………………… 132
  b. 第1種の過誤,有意水準,p 値の関係 ………………………… 134
  c. 有意水準の値の根拠 ……………………………………………… 137

目次

第20講 対立仮説と検出力 —対立仮説が正しい場合— ……………… 139
- a. 検出力 …………………………………………………………… 139
- b. 検出力を上げるには …………………………………………… 142
- c. 標本数による検出力の違い …………………………………… 144
- d. 対立仮説が広い場合 …………………………………………… 145

第21講 推定と検定の関係 —信頼区間と棄却域は関係があるの？— ……… 149
- a. 信頼区間と棄却域 ……………………………………………… 150
- b. 両側検定と片側検定 …………………………………………… 151
- c. 検定結果から何が言えるか …………………………………… 153
- d. 統計的検定についての注意 …………………………………… 154

第22講 平均値の比較(1) 基準値との比較と対応がある場合 —t 検定とWilcoxon の符号付き順位和検定— …………………………… 156
- a. 平均値の比較 …………………………………………………… 156
- b. 基準値との比較—t 分布を使った推定と検定— ……………… 157
- c. 対応がある場合—t 分布を使った推定と検定— ……………… 158
- d. ノンパラメトリックな方法 …………………………………… 160
- e. Wilcoxon の符号付き順位和検定 ……………………………… 161

第23講 平均値の比較(2) 対応がない場合 —t 検定と Welch の方法はどちらを使えばよいか？— ……………………………………… 166
- a. 2つの母集団の平均値の比較 ………………………………… 166
- b. データの整理 …………………………………………………… 168
- c. 標本平均の差の分布 …………………………………………… 170
- d. 推定と検定のための統計量 …………………………………… 171
- e. 母分散が等しい場合 …………………………………………… 172
- f. 母分散が異なる場合（Welch の方法） ……………………… 173
- g. 統計ソフトの出力の見方 ……………………………………… 175

第24講 平均値の比較(3) 分布を仮定しない方法 —Wilcoxonの順位和検定の考え方— 178
 a. ノンパラメトリックな方法 178
 b. Wilcoxonの順位和検定 179
 c. Fligner-Policello検定 182
 d. 手法の選択 184

参 考 図 書 187

付　　録 190
 a. 変数名一覧 190
 b. 分散の和の期待値 190
 c. 不偏分散の期待値 191
 d. 変量の期待値 192
 e. 異なるn個からr個を選ぶ組み合わせの数 193
 f. Clopper-Pearsonの信頼区間の計算式 194

定期試験頻出計算問題 195
 問1 事象の確率 195
 問2 順位の計算 196
 問3 母平均の信頼区間（σ既知） 197
 問4 母平均の信頼区間（σ未知） 198
 問5 母平均と基準値との比較 200
 問6 2項割合pの区間推定 201
 問7 Wilcoxonの符号付き順位和検定 202

付　　表 203

索　　引 207

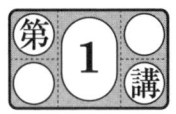

統計学とは
― 除霊は有効か ―

 なぜ統計学を勉強しなくてはいけないのでしょうか？

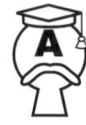

　古代の医療は，さまざまな現象を観察した結果から得られた経験則が根拠になっていましたが，経験則の中には薬草の効能のように正しいものもあれば，除霊のような迷信もありました．さまざまなことが重なって，いわば偶然に病気が治ることがあるため，病気を治そうとして行った行為と，病気が治ったという結果の間に因果関係があると勘違いしてしまうからです．経験から正しい法則を導くには，偶然による影響を考慮した上で，行った処置が本当に効果があったかどうかを正しく判断するための方法が必要になります．確率論に基づくその手法が統計学で，医学を迷信から解放して科学にするための必須の方法です．

a. 医療と統計学

　現代の医療に根拠を与えているのは何だろうか．物理学や化学のような基礎的な科学の発達のおかげで，私たちは次第に自然の仕組みを理解できるようになってきた．同じように，解剖学，生理学，生化学，薬理学のような基礎医学の発達により，人間の体の中で起こる現象も次第にわかるようになってきた．しかし，健康に関する疑問，例えば早起きは健康によいか，コーヒーを飲む習慣のある人はそうでない人より長生きをするかという問いに答えようと思うと，体の中で起こる生理学的な変化を調べて結論を出すのは難しそうである．コーヒーを1日何杯飲むのがよいのかという問題になると，さらに答えるのが難しくなる．

コーヒーにはカフェインが含まれており，カフェインにどんな作用があるかは解明されている．カフェインの他にどんな成分があるかもわかっており，それぞれの作用もある程度わかっている．しかし，これらを組み合わせたとき，いろいろな病気に対してどの程度の予防効果があるかや，1日何杯飲むのが一番効果があるかとなると，人間の体の中で起こることと病気の関係はあまりに複雑で，基礎医学で解明できることを積み上げて結論を得るのは，当分できそうもない．コーヒーを飲む習慣のある人と飲まない人を，たくさん観察して比較するのが，今のところ可能な方法である．

　このように，病気の原因や新しい治療法の有効性を調べるのに，多数例の観察に頼らざるをえないということは，決して珍しくない．それに対して，鉄球も羽毛も真空の中では同じ速度で落下するかどうかは，同じ実験をしたときに同じ結果になるかどうかで確認することができる．この性質は**再現性**と呼ばれており，再現性が確認できれば，観察した結果を科学的な法則と主張できる．

　ところが，医療の場合は再現性を確認することが非常に難しい．コーヒーを飲み続けた場合も，健康に影響を与える要因が他にもたくさんあるため，完全に同じ条件で調べることができないからである．年齢，身長や体重の違い，1日に何時間睡眠をとるか，他にどんなものを食べているかなど，ちょっと考えただけでも，数え切れないくらい結果に影響を与えそうな要因がある．

　このように，コーヒーの効果を確認しようと思っても，コントロールできない要因が他にもあるため，調べたいと思っている要因と結果の関係を直接確認できない．だが，コントロールできない要因は偶然性，数学的には確率という概念でうまく扱うことができる．物理学や無機化学では，再現性の確認が科学的な法則を得るための方法だが，医療に根拠を与えるには，偶然性を考慮に入れた上で因果関係を判定する別の方法が必要なのである．確率論に基づいて構築された，そのための方法が**統計的方法**（statistical method）である．

b. 自然治癒とプラセボ効果

　過去には，病気は怨霊など何か悪いものが人に憑くことによって起こると考えられた時代があった．病気を治すには原因となったモノを追い払うことが有効と考えられ，そのために除霊が行われた．平安時代に朝廷に置かれた陰陽寮（おんようりょう）とい

うお役所は，明治のはじめに廃止されるまで続き，公務員の陰陽師(おんみょうじ)もいて，病気だけでなく何か不穏な出来事があれば原因を調査して祈祷や除霊を行っていたと言われている．昔の人は迷信深かった，と笑うことはできない．今でも，「風邪をひいたら他の人にうつせば治る」と考える人がいるが，迷信であるという点では除霊とかわりはない．怪しげな療法を，大枚をはたいて実践する人は今でも少なくない．

　人はなぜこのように迷信を信じるのかという問いは，医学をめざす人にとっては特に重要である．除霊をしても誰も病気が治らないのであれば，長期にわたって迷信が続くことはなかっただろう．人間の体は，そもそも自然に病気を治す力をもっているため，何もしなくても病気が治る場合がある．これを**自然治癒**と呼ぶ．除霊にまったく効果がなくても，自然治癒の比率で病気は治るのである．

　ここでもう1つ，気をつけなければならないことがある．小麦粉でできた偽薬を飲んで病気が治る場合があることはよく知られているが，同じように，除霊に効果があると信じることによって，病気がよくなることがある．これを**プラセボ効果**（プラシーボ効果ともいう），日本語で**偽薬効果**という．

　かくして，自然治癒やプラセボ効果で病気が治ったという現象を見て，行ったこと（除霊）と結果（病気が治ったこと）を誤って結びつけるのが，人が迷信を信じるメカニズムであろう．<u>経験は人間にしばしば誤った認識を与えるのである</u>．除霊に本当に効果があるかどうかを判定するには，除霊の効果と他の要因による効果を分離して評価できる方法を工夫して実験を行った上で，他の要因による影響を差し引いて，除霊の真の効果を評価しなければならないのである．

> 統計学は，迷信と科学的な法則を峻別するための重要な武器である！

c. 一流の論文誌なら信用できるのか？

　これまで述べたことを逆に言うと，実験方法が的確でかつ解析方法が正しくない限り，実際には効果がまったくない健康食品や治療法に対して，効果があるという間違った結論に簡単にたどり着くということである．「この薬を飲んで病気が治った」という事例をいくら並べても，自然治癒率を超えているかどうかさえあやふやである．

世の中は，このような誤った医学情報で満ちあふれていることを知っている人は多いと思う．しかし，そんな人でも一流の医学雑誌に掲載された医学論文の内容はそのまま信じる人が多い．ところが実際は，実験方法や解析方法に不備があり，研究者や査読者（研究が正しいか評価をする第三者），編集者も誤りに気がつかないまま掲載に至っていることが決して珍しくない【Altman, 1991】．

　高度な統計的方法を用いる場合は，統計学の専門家が参加するためこういった誤りは起こりにくい．一方で，簡単な解析の場合にかえって間違いが多い．このような場合，研究者が自分で統計的な解析を行うことが多いが，研究者も査読者も編集者も統計学に精通しているわけではないため，基本的な誤りが見逃されることがあるからである．医学研究者の中には，統計的な方法が必要な理由を理解しておらず，学術誌に論文を掲載してもらうために必要な儀式だと思っている人までいる．それでは，誤りが起きないほうがむしろ不思議である．

　したがって，私たちは学術誌に掲載された論文を批判的に読む力を身につけておかないと，間違った研究結果に振り回されることになりかねない．具体的には，どのような方法で検証の実験を行い，どのような方法で解析したかに注意を払う必要がある．その力がまだないときも，どのようなタイプの研究論文が信用できるかを知っておくことは必要である．実験と解析の方法を誤れば，古代の人が祈祷の効果を信じたのと同じことが簡単に起こるからである．

d． 記述統計と推測統計

　ここで「統計」という用語の歴史を簡単に振り返ってみよう．

　太古の昔，国家というものがはじめて成立したとき，最初に調べる必要があったのは，その国の人口や面積，食料の生産量ではなかっただろうか．現代でも，各国は自国の人口に関するさまざまな情報を定期的に調べている．

　日本では，男女別や年齢別の人口，世帯の構成，教育や就業の状況など，人口に関するさまざまな情報を得るために，5年ごとに国勢調査が行われている．その結果，男女別・年齢別の人口などの情報が得られるが，このように国の状態（state）についての調査結果が**統計**，英語で statistics（＜status（状態）＋ics（学））の始まりであろう．余談になるが，国（state）の語源も state（状態）から来ていると考えられている．

国勢調査について特筆すべきことは，日本全体で漏れなく全世帯を対象として行われる**全数調査**だということである．このように，調べたい集団の成員全員を調査して得られた結果は**記述統計**と呼ばれている．

　それに対して，本質的に全数調査ができない場合がある．例えば，薬を製造したときは，薬効成分が必要な量含まれているか，不純物はないかなどを確認しなければならないが，全数を調べたのでは製品がなくなってしまう．病気の治療法の効果を調べる場合も，日本の患者すべてを調べることは難しい．

　そこで，このような場合は，調査対象となる集団の一部を調べて全体について推測することになる．そのための道具がこの本で学ぶ統計学であり，記述統計と区別するために**推測統計**と呼ばれている．

e. 統計学で扱う問題

　この本では，推測統計の基本的な考え方と手法を順に紹介していくが，その前に具体的な問題を例にとって，統計学で扱う問題の基本的な枠組みを確認しておこう．

> 【問 1】　**割合の推定**　ある健康番組の関東地区の視聴率を調べたい．そこで，関東地区の 600 世帯を選んで番組を見ていたかどうかを調べたところ，うち 72 世帯（12％）がその番組を見ていたことがわかった．その番組の関東地区全世帯（約 1,800 万）の視聴率はどれくらいであろうか．

　例数を集められない問題の典型である．政権の支持率の世論調査，病気の人の割合や治癒率の調査もまったく同じ構造になる．

　日本では家庭に設置された視聴率調査機械により，放映された番組の視聴率が常時調べられているが，実際に調査が行われている家庭数は関東地区では 600 世帯と言われている．このとき，情報を知りたい集団を**母集団**，英語では population，その中から選んで実際に調査をした集団を**標本**，英語で sample と言う．後で必要になるので，英語も一緒に覚えてしまおう．

　標本となる 600 世帯は，母集団である約 1,800 万世帯のうちわずか 3 万分の 1 でしかない．視聴率の調査では，ある番組を見ていた世帯が 72 軒であった場合，

視聴率は 12.0% であったと発表される．しかし，関東地区の実際の視聴率が 10% でも，調査対象の 600 世帯では「たまたま」12%（72 世帯）が視聴していたという可能性も十分に考えられる．600 世帯の調査で，「関東地区の視聴率は 12.0%」と小数点 1 桁の数値まで言い切れるだろうか？ また，もし言い切れないとすれば，どんなことなら言えるだろうか？

3 万分の 1 を調べて残りの 29,999 についても何か言おうというのだから，当然一筋縄ではいかないが，高校数学で学んだ 2 項分布【⇒第 15 講】をもとにこの問題を解くことができ，「関東地区全体の視聴率の信頼率 95% の**信頼区間**は 9.5〜14.9% である」という推定結果を得ることができる．

> **用語 ▶▶ 標本** 「標本」という用語は，上の定義のように実際に調査をした集団を指すのが正式な定義だが，その中の 1 人または 1 個を指す場合もある．どちらの意味かは文脈により判断するが，自分が論文を書く場合に紛らわしいとき，後者は「被験者」「患者」など，別の表現をするほうがよい．
>
> **用語 ▶▶ 信頼区間** 信頼率は，同じように推定を繰り返したときに推定が正しい割合のことである．なお，視聴率は値の決まっている定数であり，推定をした区間のほうはいろいろな可能性を示せる変数なので「視聴率が 9.5〜14.9% の間にある確率は 95% である」という言い方ではなく，「9.5〜14.9% の範囲が視聴率を含んでいる確率は 95% である」という言い方のほうが正確な表現である．

【問 2】 平均値の推定 ある会社の健康診断で，50 歳代の男性 8 人の最高血圧（収縮期血圧）は，それぞれ以下のようだったという．

144, 142, 136, 140, 137, 126, 152, 143（単位 mmHg）

この会社の 50 歳代の男性全体の最高血圧の平均値はどれくらいだろうか．

ここでは，この会社に勤めている 50 歳代の男性全体が母集団，この 8 人が標本である．第 10〜13 講で正確な解き方を説明するが，「この会社に勤めている 50 歳代男性の最高血圧の平均値の信頼率 95% の信頼区間は 133.7〜146.3（mmHg）である」と推定できる．このように，ある特定の集団（例えば，ある治療を受けた人）の，健康や病気に関する指標の平均値を調べたいというのもよくある問題である．

【問 3】 基準値との比較 50 歳代の日本人男性の最高血圧の平均値は 134 mmHg であるという．問 2 の会社の 50 歳代男性は，全国平均より最高血圧

が高いのだろうか？

このように，ある特定のグループ，例えばある特定の職業の人や毎日運動をする習慣のある人について，健康や病気に関係する指標の値が，標準的な値と異なるかどうか調べたいこともよくある．新入生の健康診断の結果に，10年前と比較して変化があるかなども同じ問題である．このような判定の問題は，統計的検定と呼ばれる方法で，限定付きだが解くことができる．

【問4】 **グループ間の平均値の比較** 1年前の健康診断で高血圧と判定された男性のうち，治療を受けていなかった9人と，生活習慣の指導を受けた7人の最高血圧を比較したところ以下のようだったという．
　　非治療群：145, 130, 134, 130, 144, 138, 152, 147, 140
　　治療群：　131, 118, 128, 120, 137, 142, 134　　　（単位 mmHg）
生活習慣の指導は効果があったと言えるだろうか？　また効果があったとすれば，その大きさはどれくらいだろうか？

これは，2つのグループの平均値が同じか異なるかという問題である．治療以外の要因をそろえて比較することができれば判定は簡単だが，治療以外にコントロールできない要因が交じるため，結果は個人差（＝バラツキ）がでる．バラツキを含んだデータの中から，治療の真の効果を検出するのがこの場合の問題である．

【問5】 **新しい治療法は効果があるか**　結核患者に対して，ストレプトマイシンを投与したグループと従来の安静療法を行ったグループを比較したところ，半年後，下の表のような結果になったという．ストレプトマイシンは有効と言えるだろうか．

	死亡	生存
ストレプトマイシン投与	4	51
安静療法	14	38

この例は，1948年に報告された，結核患者に対するストレプトマイシン投与

と安静療法の治療成績を比較した有名な研究の結果である．このように治療法の有効性や，ある要因が発病と関連があるかなどの調査結果は，2×2の表に整理できることが多い．このとき，要因（行）と結果（列）の間に関連があるかどうかを判定するのも，よくある重要な問題である．問1でとりあげた視聴率や有病率など，ある特性をもっている成員の割合を，2つの群で比較したいこともよくあるが，これも同じ構造の問題になる．

このように統計学で扱う問題はさまざまだが，いずれも調査や実験の結果が偶然に支配される点が共通している．以下では，これらの問題の解法を順に考えていく．

> Note 問5のような研究を**臨床試験**と呼んでいる．ストレプトマイシンは結核の治療に使われる抗生物質の1つで，ストレプトマイシンが登場するまで，結核は治療が困難で死亡率の高い難病であった．この臨床試験では，107人の患者をストレプトマイシン投与群（55名）と従来からの治療法である安静療法のみの群（52名）にランダムに振り分け，半年間の治療の後に経過を調べた．安静療法を受けた群では死亡率が26.9%（14人）だったのに対して，ストレプトマイシン投与群では7.3%（4人）であった．
> この結果を統計学の手法を使って解析することにより，ストレプトマイシンの有効性が立証され，結核治療に積極的に使用されるようになった．また，統計学的な手法の有効性を示した研究としても有名である．

確認問題

1. 調査をして情報を得たい目標の集団を［ A ］，その中から選んで実際に調査をする集団を［ B ］と呼ぶ．
2. ［ A ］を全数調査して得られた結果を［ C ］と呼ぶ．それに対して，［ A ］を全部調べることができないときに，［ B ］から［ A ］についての結論を得るための方法を［ D ］と呼んでいる．
3. 偽薬を与えられても効果があると信じることによって治癒率が上がることがある．これを［ E ］効果という．

【答】 A．母集団　B．標本　C．記述統計　D．推測統計　E．プラセボ，偽薬

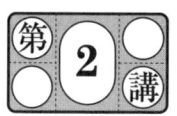

標本の選び方
― Web アンケートは有効か ―

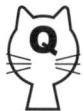

卒業論文で，病気の予防のために各家庭でどんなことをしているか調査をしたいのですが，新聞社のようにランダム（無作為）に電話をかけてアンケートを実施するのは大変なので，ホームページをつくって Web アンケートをしようと計画しています．何か気をつけなくてはいけない問題があるでしょうか？

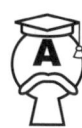

Web アンケートでは正しい調査は困難です．標本は調べたいと思っている母集団を正しく代表するように選ばなくてはなりません．そのためには，標本に選ばれる確率が，標本の対象となる人の特性（例えば年齢や生活習慣）によって異なっていてはいけません．Web アンケートに答える人は，そうでない人と比べると，健康に対する意識や生活習慣が異なっている可能性が高く，アンケートに答える人は母集団を正しく代表していない危険があります．したがって，Web アンケートでは限定的な結果しか得ることができません．

a．標本の選び方

　第1講でとりあげた視聴率の問題の場合，母集団と標本の人数の比はおよそ3万対1であった．よほど注意深く標本となる世帯を選択しないと，母集団について正確な情報を得ることが難しいことは，この比率を見ると容易に想像できるだろう．では，具体的にはどのように標本を選べばよいのだろうか．問題を1つ考えてみよう．

【問1】　大学生の花粉症の有病率（病気に罹っている人の割合）を知るた

めに，ある大学で1年生 100 名を調べたところ，そのうち 18 名が花粉症と診断されたという．このとき，次のようなことが言えるだろうか？
1. この大学の1年生の花粉症の有病率は 18% 前後である
2. この大学の学生の花粉症の有病率は 18% 前後である
3. 日本人の大学1年生の花粉症の有病率は 18% 前後である
4. 日本人の花粉症の有病率は 18% 前後である

まず3だが，花粉症の有病率は住んでいる地方によって大きく異なる可能性がある．そのため，特定の地域にある1つの大学の1年生を対象とした調査から，全国の大学の1年生の有病率を知ることには無理がある．

次に2だが，住んでいる地域は同じでも，花粉症の有病率は学年が進むにしたがって上がっていくなど，年齢により異なる可能性がある．したがって，1年生を対象とした調査から，全学年についての結論を得るのは難しい．

4はさらに論外である．花粉症の有病率は年齢，住んでいる地域，職業などさまざまな要因によって異なる可能性がある．そのため，特定の地域の特定の年齢の大学生を対象とした調査から，日本人全体の有病率を知ることには無理がある．この調査から言えるのは，せいぜい1の「この大学の1年生の花粉症の有病率は 18% 前後である」だが，それも条件があり，例えば男子学生が少ない特定の学部から調査対象を選んでいた場合は，標本がこの大学の1年生を代表しているとは言えず，1を主張することも難しい．ここで，次の重要な問いについて考えてみよう．

【問2】 どのような調査をすれば，日本人の花粉症の有病率を調べることができるだろうか．また，その理由は？

この問いに対する答えは次のようになる．
　調査方法：調査対象を，母集団のどの成員も同じ確率で選ばれるような方法で選択する
　理　　由：標本が母集団を正しく代表するようにするため

理由から考えてみよう．花粉症に罹るかどうかは，日本人であるという以外に，年齢，性別，住んでいる場所，職業などさまざまな要因により異なる可能性

がある．したがって，その中の特定の集団，例えば関東地方に住んでいる人から調査対象を選ぶと，日本人全体とは性質が異なる集団の有病率を調べることになる．そのため，たとえ関東地方の住人3,000万人全員を調べても，日本人全体の有病率を知ることはできない．

　言うまでもないが，標本は母集団を正しく代表するように選ばなくてはいけない．そのためのもっとも基本的なやり方は，母集団のどの成員も同じ確率で選ばれるような方法で調査対象を選択することである．この選び方を，**無作為に選ぶ**，あるいは**ランダムに選ぶ**という．また，この選び方を使った標本選択方法を**無作為標本抽出**（random sampling）と呼んでいる．

　無作為標本抽出を実現するには，公平なクジを引くのがよい．実際には，コンピュータで乱数を発生させて選択することが多い．例えば1万人の中から100人を標本として選びたいときは，全員に対して乱数を計算し，乱数の値が小さい100人を標本として選べば公平な選択が実現できる．

> 標本は母集団を正しく代表するように選ばなくてはいけない

　用語▶▶　乱数　サイコロを振ると1〜6の目が不規則に出てくるが，このようにある範囲の数が等確率で現れるような数の列を乱数という【⇒第9講】．

b. 臨床試験の場合

1）　無作為化　臨床試験の場合は，ある病気の患者すべてが母集団になるが，新しい治療法に効果があるかどうかという問題の場合は，現在病気に罹っている患者だけでなく，これから罹る患者も含めて考えなければならないので，母集団は未来の患者も含めた仮想的なものになる．しかし，母集団が仮想的なものでなくても，臨床試験の場合，試験の対象となる被験者は自分の意思で臨床試験に参加するため，被験者を母集団から無作為に選ぶことはそもそもできない．そこで，臨床試験で2つの治療法を比較する場合，被験者を無作為に選ぶのでなく，試験に参加を申し出た被験者を，どちらかの治療に**無作為に割り付ける**．そうすることによって，被験者をそれぞれの治療法を受けた患者の母集団から無作為に抽出したとみなして解析をする．つまり，擬似的な方法で無作為化を実現し

ている．

　このとき，被験者を標準治療群（A）と新治療群（B）に分けるもっとも単純な方法は，硬貨を投げて表が出たか裏が出たかで治療法を選択することである．しかし，このように単純に無作為に治療方法を選択していくと，両群の数がアンバランスになることがある．両群の大きさが異なると臨床試験の効率が低下するため，両群の大きさをそろえるために使われるのが**ブロック無作為化**である．例えば，2回に1回硬貨を投げ，表であれば次の2人には［AB］の順で，裏であれば［BA］の順で治療法を割り付けていけば，両群のバランスが崩れない．実際に割り付けをするときは，ブロックの長さが2では短すぎるのでもっと長くするが，それだけでなく，長さを固定せずランダムに変更するほうがよい．

　実用的には，ブロック無作為化ほど厳格にサイズをそろえなくても，バランスが大きく崩れていなければ十分という場合も多い．そこで，試験のある時点でバランスがどの程度崩れているか調べ，それに合わせて以後，表裏が公平に出る硬貨でなく，表裏が出る確率が異なる硬貨を使う方法もあり（実際は乱数表かコンピュータを使う），**偏重硬貨法**（biased coin randomization）と呼ばれている．

　2) **層別化**　　アンケート調査などでは，年齢や性別など母集団の成員のある特性により回答に違いがあると予想される場合，その特性によりグループに分け（これを層と呼ぶ），各層ごとに無作為標本抽出を行うというやり方がある．これを，**層別無作為標本抽出**と呼んでいる．

　3) **gabbage in gabbage out**　　この本では代表的な統計的方法を紹介していくが，いずれの方法も標本は母集団を正しく代表するよう選ばれていることが大前提である．統計的手法に対する誤解の典型に，データを最新の手法で解析すれば何か新しい結果が出てくるのでは，という期待がある．しかし，どれだけ価値のある法則を見つけ出せるかはもとのデータの質次第であり，高度な統計的手法を駆使することによってデータの質の悪さをカバーすることはできない．gabbage in gabbage out（ガラクタを入れるとガラクタが出てくる）という格言もあるように，質の悪いデータからは質の悪い結果しか出てこない．回答者が無作為に選ばれていないアンケートの結果や，過去のカルテをいくら懸命に解析しても，見つけ出せるのはせいぜい仮説である．調査対象を選ぶ際は，偏りが出ないよう注意を払わないと，信頼できる結果は得られないということを忘れてはならない．

> **Note** 標本のよさ
>
> 無作為標本抽出を完全に実現することは現実には難しいが，可能な限り正確に母集団を代表していることがよい標本の必須の条件である．視聴率の問題のように割合を推定する場合は，無作為性が標本のよさの条件だが，血圧の大きさを評価するような場合は，それに加えて測定値間のバラツキが小さいこともよい標本の条件になる．標本に選ばれた各個人の血圧の大きさは，集団全体の平均値に個人ごとのバラツキが加わったものと考えることができるが，このバラツキが小さいほど，集団全体の血圧の平均値をより正確に推定することができる（標本の無作為性と違って，バラツキはコントロールできないことが多いが）．

c. 確率論と統計的方法

ここまでの話を整理しておこう．視聴率の調査も花粉症の有病率の調査も，全数調査は困難なので，母集団の中から一部を選んで調査し，その調査結果から母集団の視聴率や有病率を知りたいというのが問題である．つまり，部分（標本）を調べることによって全体（母集団）のことを知りたいのだが，一部分の情報しかないので全体について完全に知ることはできない．そのような状況で，推測を誤る可能性も考慮に入れて，標本から母集団について言えることを知るための方法が統計的方法であり，一般に記述統計に対して推測統計と呼ばれているのだった．

このように，標本から母集団について何かを知るための方法が統計的方法だが，全体から見ればわずかの数でしかない標本から，母集団全体について知ろうというのだから工夫がいる．そのための基礎となるのが，統計的方法とは逆の問題，つまり母集団についてわかっているときに，その中から選び出した標本がどうなるかを求める確率論の問題である．例えば，視聴率が10%であることがわかっているときに，母集団の中から600世帯を選んだ場合に，何世帯が番組を視

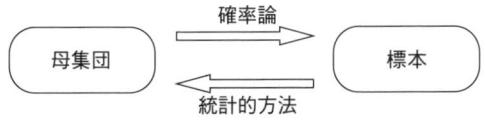

図2.1 確率論と統計的方法の関係

聴しているかを知る問題である．

この本では，代表的な統計的方法が確率論からどのようにして導かれるか，また現実の問題に適用する場合はどんなことに気をつけなくてはならないかを，具体的な例を通して，順に学んでいく．

確認問題

1. 標本から母集団についての情報を得るための方法が［ A ］である．
2. 逆に，母集団についてわかっているときにそこから取り出した標本がどうなるかは［ B ］で扱うことができる．［ A ］の基礎となっているのはこの［ B ］である．
3. 標本は母集団を正確に代表するよう選択しなくてはいけない．標本の選択には，［ C ］抽出または［ D ］抽出を用いることが多い．どちらの方法も実際にはコンピュータで［ E ］を発生させて調査対象を選択することが多い．

【答】 A. 統計的方法 B. 確率論 C. 無作為標本 D. 層別無作為標本 E. 乱数

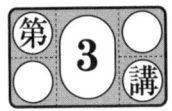

医学研究のデザイン
― 祈祷の治療効果を調べるには ―

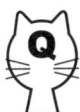

肺炎に対して祈祷に効果があるかどうか知りたいのですが，どのように調べればよいでしょうか？

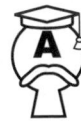

祈祷を受けた患者の経過を観察するだけでは不十分で，祈祷を受けていない患者と比較する必要があります．また，祈祷を受ける患者とそうでない患者は無作為に選ばなくてはなりません．さらに，祈祷に治療効果がなくても，プラセボ効果により祈祷を受けた患者が治ることがあるため，祈祷を受けない患者に対しても安静にしてもらうだけでは不十分で，純粋な祈祷の効果を測定できるよう，試験方法を工夫する必要があります．具体的には，本物の祈祷師の他に偽の祈祷師を用意し，患者にはどちらが治療を行っているのかわからないように祈祷をしてもらう必要があります．このように，ある治療方法の効果を確かめるには，調べたい効果が評価できるよう，試験の方法をよく考える必要があります．

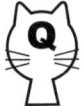

次の研究方法の違いを正確に教えて下さい：介入研究，コホート研究，症例対照研究，横断研究

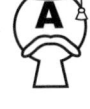

どのように医学研究や調査をするかについての全体的な計画を，研究デザインと呼んでいます．研究デザインに欠陥があると，せっかく調査や実験をしても，治療法や病因の効果を評価することができなくなりますので，研究デザインはとても重要です．研究のデザインは研究を始める前に行いますが，研究結果が出た後に行うのが統計的解析で，研究デザインと統計的解析は医学や心理学の研究の両輪です．

質問の用語はいずれも研究デザインの種類を表す名前で，これらは

①対象となる患者や被験者に対して特定の治療などを施すか，それとも単に観察を行うだけか，②研究対象を調べる時期（過去にさかのぼって，現在の状態，これから将来にわたって），によって分類整理できます．

　介入研究は患者に薬を与えてその効果を調べるような研究，コホート研究は例えば，幹線道路の近くに住んでいる人を長期間追跡して呼吸器疾患の発生率を調べるような研究で，両者の違いは，特定の治療などを施すか，単に観察をするかです．②の研究対象を調べる時期で分類すると，介入研究とコホート研究はどちらも，これから将来に向かって行う「前向き研究」です．それに対して横断研究は，アンケート調査のようにある一時点の情報を収集する研究，症例対照研究はカルテを使って過去のデータを調べるような「後向き研究」です．前向きの研究は因果関係を調べることができますが，他の研究デザインでは困難という重要な違いがあります．

a. 研究デザインとは

　祈祷の治療効果は，どうすれば測ることができるだろうか．治療効果に影響を及ぼす可能性のある要因はたくさんあるが，被験者をランダムに選ぶのであれば，自然治癒，プラセボ効果，治療効果の3つ以外の要因による効果をまとめて「偶然の効果」として扱うことができる．このとき，病気の快復度は，
- 安静にしていた場合
　　自然治癒 + 偶然の効果
- 祈祷を受けた場合
　　自然治癒 + 祈祷の効果 + プラセボ効果 + 偶然の効果

で決まる．この場合，祈祷に効果がまったくなくても，プラセボ効果の分だけ後者のほうが快復率がよくなる可能性がある．したがって，この比較方法では祈祷に効果があるかどうか判定することができないが，かと言ってプラセボ効果だけを測るのも容易ではない．では，どうすればよいだろうか．難しい問題に見えるかもしれないが，論理的に考えれば答えは出てくる．本物の祈祷師ではなく偽物を使って，被験者にわからないように，本物そっくりの加持祈祷のまねごとをしてもらえばよいのである．そうすれば，

・偽の祈祷を受けた場合

　　自然治癒 + プラセボ効果 + 偶然の効果
・(真の) 祈祷を受けた場合

　　自然治癒 + 祈祷の効果 + プラセボ効果 + 偶然の効果

となり，祈祷を受けない人にもプラセボ効果があるので，純粋な祈祷の効果を測ることができるようになる．

　このように治療法の効果を測るには，評価したい効果の大きさが測れるように，実験の方法を十分に工夫する必要がある．これを**研究デザイン**と呼んでいる．その後，得られたデータを解析するための手段が統計的方法だが，研究デザインが不完全であれば，後でどのような統計的方法を駆使しても治療効果を測ることはできないことは心しておきたい．

| 統計的手法を駆使しても，研究デザインの欠陥を補うことはできない |

b. 研究デザインの種類

　医学の研究では，①新しい薬の有効性，②運動療法の効果，③飲料水中のヒ素による健康障害の有無，④環境中の放射線量の違いによるガンの発症率の違い，のように，ある治療法や病因となる物質の影響が本当にあるのかどうかを調べたいことがよくある．

　具体的には，新薬を使ったグループと従来療法のグループ，運動を定期的に実施したグループとそうでないグループ，ヒ素が含まれている飲料水を摂取したグループとそうでないグループのように，原因となるものにより2つ以上のグループに分けて比較をすることが多い．また，原因が数値で表せる場合は，グループ分けはせずに，原因となるものの数値と結果の関係を調べる場合もある．

　いずれにしろ，このような研究を実際に行うときは，適切な研究デザインを事前に選んでおかないと，苦労して研究をしても治療法や曝露の効果を他の原因と分離して評価できなくなる．研究デザインの話は統計学でなく疫学の守備範囲だが，統計的手法を論じる上の前提知識として必須なので，簡単に整理しておこう．議論の際には英語表記も一緒に使われるので，ここで覚えてしまおう．

1) 介入研究と観察的研究　表3.1は，研究の具体的なデザインを整理した

ものである．

　患者や被験者に対して新薬を投与する，運動療法を行うなど，研究する側が積極的に原因となりうる要因を与えることを**介入**（intervention），介入を行うグループを**実験群**（experimental group）と言う．上述の研究①と②は**介入研究**（intervention study）である．**実験的研究**（experimental study）とも言う．臨床試験は介入研究の代表的なデザインである．

　それに対して，ヒ素や放射線の影響の研究では，被験者に不利益を与える可能性が高いため介入は行えない．もともと存在している要因を**曝露**（暴露とも書く，exposure）と言うが，研究③のヒ素が含まれている飲料水を摂取しているようなグループを**曝露群**（exposed group）と言う．ヒ素の影響の研究では介入は行えないので，曝露群を追跡調査するしかなく，**観察的研究**（observational study）と呼ばれる．

　2群に分けて比較をする場合，従来療法を受けるグループ，毒物の曝露を受けていないグループのように比較の基準となるグループがあるが，このグループを

表3.1　研究デザインの種類

名前		例	特徴
介入研究	ランダム化比較試験	薬Aと薬Bの効果を比較する	どちらの薬を使うかランダムに選択する．バイアスを避けるため，患者も主治医もどちらを使っているか知らされない（二重盲検）
	非ランダム化比較試験	薬Aと薬Bの効果を比較する	どちらの薬を使うかランダムには選択せず，例えば患者の希望や主治医の判断で決める
観察的研究	コホート研究	二酸化窒素の影響を調べる	都心と郊外の2つの住民グループを長期にわたって追跡調査する
	症例対照研究	二酸化窒素の影響を調べる	呼吸器疾患の患者と健常人のカルテを調べて，住んでいる地域の二酸化窒素濃度を比較する
	横断研究	喫煙と高血圧の関係を調べる	ある特定の時点の各個人の状態（ある病気か，要因の有無など）を調べる．仮に喫煙群が血圧が低くても，高血圧の人は禁煙をした可能性もあり，どちらが原因でどちらが結果か判別できないなどの欠点がある

対照群（control group），またはコントロール群と呼んでいる．対照という用語は，介入研究，観察的研究の両者で用いられる．

①と②が患者に介入を行う実験的な研究であるのに対して，③と④は観察的な研究である．前者は，研究の対象に対して研究する側が積極的に要因を与える．これに対して，後者はただ様子を見守るだけという違いがある．また，前者に対しては臨床試験（clinical trial）のように試験（trial）という用語が，後者にはコホート研究（cohort study）のように研究（study）という用語がよく使われる（研究という用語は前者に対しても使われる）．

2） ランダム化比較試験　ランダム化比較試験（randomized conrtrolled trial）は被験者に介入するかどうかを無作為に決める研究方法である[*1)]．RCTと略して呼ばれることも多い．介入以外の要因による影響が，無作為に患者を選ぶことにより相殺されるため，結果の解析が容易で，信頼性がもっとも高いとされる．第1講の問5で挙げたストレプトマイシンの治療効果の臨床試験は，RCTが有効なことを示した先駆的な研究の1つである．

実際の試験にあたっては，介入の無作為性が本当に実現されているか保証する工夫がいる．無作為性を狂わせるような要因，または狂いのことを**バイアス**（bias）と言うが，正確な結果を得るためにはバイアスが入らないよう細心の注意が必要である．例えば，患者はどちらの治療法が行われているか知らなくても，医師が知っていれば，重症の患者に自分がより効果があると考えている治療法を割り付けるなど，治療法の選択にバイアスがかかる危険性がある（選択バイアスと呼ばれる）．そこで，患者だけでなく医師もどちらの治療法が選ばれたかわからないよう工夫をして試験を行うことが多く，**二重盲検法**（double blind trial）と呼ばれる．なお，クジで新しい治療を行うかどうか決めることになるため，患者に対して最善の治療を行うという観点から，倫理的な問題がないかよく検討しておく必要がある．そのため，患者には不利益になる点を含めて説明を行い，参加の意向は文書で回答を得ることが求められている（インフォームドコンセント）．

臨床試験は，研究結果の有効性と将来の患者の利益という観点から，RCTであることが望ましいが，実際に研究の対象となる個々の患者の利益という倫理的な理由から，完全なランダム化ができない場合もある．そのような試験は，非ランダム化比較試験と呼ばれ，研究の有効性を確保するためにいろいろな方法が工

夫されている【Altman, 1991】.

3) **前向き研究と後向き研究**　ヒ素の影響や放射線の影響を調べる研究では，一定の集団を長期にわたって追跡観察する．このような集団を疫学では**コホート**と呼んでいる．語源はローマ時代の軍隊の単位である．ある特性（例えば，事故でヒ素が混入した飲料水を摂取した）をもったコホート（曝露群）とそうでないコホート（非曝露群）を比較することにより，曝露の有無による病気の発生率の違いなどを調べることができる．

症例対照研究は英語で case control study と言う．case は病気の症例，control は対照，つまり比較の基準となる症例のことである．介入研究やコホート研究のように，病気の原因となりうる要因の違いにより，異なるグループを定めた上で将来に向けて追跡調査するのでなく，過去の記録を調べ，すでに病気になった人と対照となる人を選び出して比較する．カルテ室にとじこもって過去の症例を調べるような研究で，**後向き研究**（retrospective study）とも呼ばれる．それに対して，実験的研究とコホート研究は**前向き研究**（prospective study）と呼ばれている[*2)]．

症例対照研究では，特定の疾患にかかった症例とそうではない症例（対照）を選び，カルテやインタビューにより疾患の原因の可能性がある要因（喫煙などの生活習慣，食生活，リスクとなる要因への曝露の有無など）を過去にさかのぼって調査し，症例と対照間で比較する．**マッチング**といって，個々の症例ごとに年齢，性などが類似した対照を選んで比較をすることもある．症例対照研究は，RCT やコホート研究よりも労力がかからないが，さまざまなバイアスが入る危険性があり，慎重な調査が要求される[*3)]．

4) **横断研究**　郵便で一斉に行うアンケート調査のように，ある特定の時期における情報を収集し解析を行うのが**横断研究**（cross-sectional study，断面研究とも言う）である．簡単に実施できるが，その分信頼性は低く，結果の解釈には十分な注意が必要である．その他，地域や国をグループの単位として，その間の比較を行う地域相関研究と呼ばれる研究デザインもある．

5) **エビデンス**　ある治療方法がどの程度有効なのか示す根拠のことを**エビデンス**（evidence）と呼ぶ．表 3.1 の研究デザインの中では，ランダム化比較試験で得られた結果がエビデンスとしてはもっとも強い．複数のランダム化比較試験の結果を統計的手法でまとめる**メタアナリシス**と，関連する臨床研究の結果を

網羅してまとめた**システマティック・レビュー**がエビデンスとしては最強とされている．

*1) 対照群に対して介入は加えないが，プラセボ効果は同じになるように，例えば新薬を調べる場合は効果のない偽薬を与える．
*2) 後向きのコホート研究もある．運よく過去の曝露の情報があるときは，過去に戻って曝露の有無によりコホートを分け，過去の記録から曝露と疾患の関係を調べることもできる．これを，後向きのコホート研究と呼んでいる．
*3) 介入研究やコホート研究のような前向き研究は，治療法の違いや病気の原因となりうる曝露の違いにより異なるグループを定めた上で，将来に向けて何が起きるかを調べるため，治療効果の違いや曝露と病気の因果関係を調べることができる．それに対して，症例対照研究では原因でなく結果でグループを分けていることに注意する必要がある．そのため，仮に呼吸器疾患のグループで喫煙率が低くても，呼吸器疾患の人は禁煙をした可能性もあり，どちらが原因でどちらが結果か判別するのが難しいことが多い．横断研究や地域相関研究でも同じような困難がある．

確 認 問 題

1. 患者や被験者に対して新薬を投与するなど，研究する側が積極的に要因を与えることを［ A ］，環境などにそもそも存在している要因を［ B ］と言う．
2. ［ A ］を行う実験的な研究の場合，2群に分けて比較をするとき，比較の基準となるグループを［ C ］，介入を行うグループを［ D ］と呼ぶ．被験者をどちらのグループに振り分けるかを無作為に決める研究を，［ E ］と言う．
3. 前向きの観察的研究で追跡する，ある特性をもったグループを［ F ］と呼ぶ．
4. 後向き研究の中で，病気の症例と対照となる症例を選び，カルテを調べることなどで両者を比較して要因と病気の関係を探っていくのが［ G ］である．
5. 郵便によるアンケート調査のように，ある一定時期の情報を収集して，例えば生活習慣と病気の関係を調べるようなタイプの研究を［ H ］と言う．

【答】 A．介入　B．曝露　C．対照群，コントロール群　D．実験群　E．ランダム化比較試験
F．コホート　G．症例対照研究　H．横断研究，断面研究

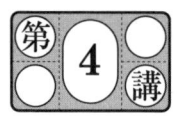

データの型
― 順序変量と名義変量の違い ―

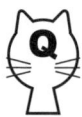

変量と変数はどう違うのですか．また，質的変量と名義変量の違いがよくわかりません．

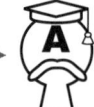

変量は変数と同じもので，視点が違うだけです．変量は以下の2つの性質により基本的な分類ができます．
1. とりうる値が数値かどうか（量的変量と質的変量）
2. 質的変量は，変量の値に大小があるかどうか（順序変量と名義変量）

a．変量の分類

第2講で，標本は母集団を正しく代表するように選ばなければならないことを説明した．この講と次の講では，選んだ標本をどのように整理して記述するかについて考えていく．

例として，ある地域に住んでいる65歳以上の高齢者の中から，ランダムに100名を選んで血圧の調査をする場合を考えてみよう．このとき，個々の調査対象者に対して調べたい項目としては，

・氏名，性別，年齢，住所
・身長，体重，最低血圧，最高血圧
・家族の人数
・健康状態（a：よい，b：ふつう，c：悪い）
・運動をしているか（a：毎日，b：週2日以上，c：それ以外）
・高血圧の薬物治療を受けているか（a：受けている，b：受けていない）

などが考えられる．これらの項目は個々の人ごとに値が異なるので，統計学では**変量**（variate），または**変数**（variable）と呼んでいる．変量という用語は個々の調査対象（この場合は人）ごとに値が異なる量，変数のほうは調査対象となる人が変わると値が変わるもの，というニュアンスの違いがあるのだろう．両者は文脈によって使い分けられるが，実質的な意味の違いはない．

　典型的な変量の例としては，性別や体重がある．変量は個体ごとに何らかの値をとるが，これはデータ値，測定値，観測値，記録値などと呼ばれる．

　さて変量といっても，性別と体重では，性別が男または女という，2つの値しかとらないのに対して，体重はさまざまな数値をとる可能性があり，両者はその性格が大きく異なる．では，変量にはどのような種類があるだろうか．体重や年齢，家族の人数などデータ値が数値となる変量は**量的変量**と呼ばれる．それに対して，データ値が「男」や「女」のようなカテゴリになる変量は**質的変量**またはカテゴリ変量と呼ばれる．

> 変量はデータ値が数値なのかカテゴリなのかにより，
> 大きく量的変量と質的変量の2つに分けられる

　同じ量的変量でも，家族の人数は1，2，3のような，とびとびの値（離散量）しかとらないのに対して，体重や身長，体温などは，正確に測りたければ，物理的に可能な限り小数点何桁まででも細かい値を測定できる．前者のように本質的にとびとびの値しかとらない量的変量を**離散変量**，後者を**連続変量**と呼んでいる．

　性別は質的変量であり，データ値は男か女かというカテゴリになる．そして各カテゴリ間に大小のような順序関係はない．このような変量は，データ値がカテゴリの名前になることから**名義変量**と呼ばれる．

　最後に「健康状態」について考えてみよう．この変量のデータ値は，よい，ふつう，悪いの3つのカテゴリになるが，性別の場合と違ってカテゴリ間に順序関係がある．このような質的変量は**順序変量**[*1)]と呼ばれる．

　以上のように，変量はどのような値をとるかと，値の間に順序があるかどうかにより表4.1のように分類される．このような変量の特性は**データの型**と呼ばれる．データの型により，データの整理方法も適用可能な統計的方法も変わってくるので，データの各項目がどのような種類の変量かを識別することは，データ整

表 4.1 変量の種類

	性質	変量の種類	例
量的変量	連続	連続変量	身長, 体重, 体温, 血圧, 年齢
	離散	離散変量	家族の人数
質的変量	順序あり	順序変量	健康状態（よい, ふつう, 悪い）
	順序なし	名義変量	性別

理の重要な第一歩である.

[*1)] 順序変量は離散変量と似ているが，離散変量のとりうる値は数値なので加算や減算が意味をもつのに対して，順序変量のとりうる値の間にあるのは大小関係だけで，数として加算や平均などの演算ができるわけではない点が異なる．離散変量に対して連続変量に対する手法を適用しても問題はないことが多いが，順序変量に対して量的変量に対する手法をそのまま適用することは通常できない．

b. 量的変量のカテゴリ化

量的変量は連続変量も離散変量も，境界値を設けることにより，簡単に質的変量の一種である順序変量に変換できる．例えば，年齢（連続変量）は

　　65歳以上：高齢者, 40歳以上：壮年, 40歳未満：若年

のように分類することによって順序変量に変換できる．順序変量に変換すると，調査結果を表にする際にまとめやすいなどの利点もあるが，統計的な判断に関しては，せっかく測定した連続変量がもっている情報の一部が失われることになるので，連続変量をカテゴリ化して扱う場合は，慎重に行う必要がある．特に量的変量の2値化，例えば年齢を未成年と成人に分けるような処理は，情報量が大きく減るので，明確な目的がない限り行わないほうがよい．

c. 説明変数と従属変数

花粉症に罹患するかどうかは，住んでいる地域や年齢などと関連があると考えられる．このようにある別の変量の値に影響を与える変量を**説明変数**または**独立変数**[*1)]，影響を受ける変量を**従属変数**または**目的変数**，**反応変数**と呼んでいる．

表 4.2 従属変数と説明変数

変量の名称	従属変数 (目的変数, 反応変数)	説明変数 (独立変数)	
		要因	共変量
例	花粉症が治ったか	薬の種類	年齢, 体重

表 4.2 は,因果関係という立場から変量の種類を整理したものだが,「花粉症が治ったか」が従属変数で,その結果に影響を与える薬の種類や年齢が説明変数である.説明変数の中でも,介入を表す変量,例えば治療薬の種類(質的変量)や投薬量(量的変量)を**要因**(factor)と呼ぶ.それに対して,実験する側がコントロールできないが結果に影響を与える可能性のある変量(年齢や体重など)を**共変量**(covariate)と呼んでいる.

[*1)] 説明変数が複数ある場合,お互いは独立ではないことが多いので独立変数という呼び方より説明変数のほうがよいだろう.

d. 割合, 比, 率

複数の変量から計算できる指標の代表的なものとして,**割合**(proportion),**比**(ratio),**率**(rate)がある.ある集団の中でタバコを吸う人の「割合」は,タバコを吸う人の人数を集団全体の人数で割ることで計算できる.タバコを吸う人とそうでない人の「比」は,タバコを吸う人の人数をタバコを吸わない人の人数で割ることにより計算できる.「率」は「割合」とほぼ同義だが,公衆衛生学では時間が関係することが多く,例えば交通事故による「死亡率」は,1 年間あたり,一定人口あたりの交通事故による死亡者数で計算することができる.

いずれも連続的な値をとるが,身長や血圧のような患者を観察して得られる連続変量とは性質が異なるので,解析方法の選択の際に注意が必要である.例えば,身長の場合は算術平均(相加平均ともいう)といって全員の身長を足して人数で割れば平均の身長を計算することができる.しかし,割合の場合は単純に算術平均をしても平均値は計算できない.男子学生 40 人のうち 60% が,女子学生 60 人のうち 40% が自転車通学をしている場合,平均は 48% であって 50% ではない.変量の性質の違いはいくつかの視点から比較することができるが,足し算が意味をもつかと,どんな値をとるか(例えば,割合だと 0 以上, 1 以下)がまず

重要なので，この2つに注意をする習慣をつけておくとよい．

確認問題

1. 調査対象ごとに異なる値をとりうる量を［ A ］と言う．
2. 年齢，収入，世帯人数などデータ値が数値となる［ A ］は［ B ］と呼ばれる．
3. 性別，職業，運動をしているかどうかなど，一般に数値で測れない［ A ］は［ C ］と呼ばれる．
4. 体温のように連続的な値をとると考えられる［ B ］を［ D ］と言い，家族の人数のようにとびとびの値しかとらない［ B ］を［ E ］と言う．
5. 性別は［ C ］であり，データ値は男か女かというカテゴリになる．そして各カテゴリ間に大小のような順序関係はない．このような［ C ］は，データ値がカテゴリの名前になることから［ F ］と呼ばれる．
6. データ値が「賛成」，「やや賛成」，「やや反対」，「反対」などのカテゴリになり，カテゴリ間に順序関係がある［ C ］のことを［ G ］と呼ぶ．
7. ある［ A ］の値に影響を与える［ A ］を［ H ］，影響を受ける［ A ］を［ I ］と呼ぶ．
8. ［ H ］の中で介入を表す変量を［ J ］，介入ではないが結果に影響を与える可能性のある変量を［ K ］と呼ぶ．

【答】A. 変量，変数　B. 量的変量　C. 質的変量　D. 連続変量　E. 離散変量　F. 名義変量　G. 順序変量　H. 説明変数，独立変数　I. 従属変数，目的変数　J. 要因　K. 共変量

第5講 標本の集計
―決まった方法はあるのか―

Q 調査結果の整理・集計は何か決まったやり方がありますか？

A まず，データに記入ミスや測定ミスがないかを入念にチェックします．次に集計をしますが，変量の種類により何を調べるかが異なります．質的変量の場合は，カテゴリごとに度数を集計すること，量的変量の場合は分布の形状，特に分布が対称かどうか調べることが最初にやるべきことです．量的変量の場合は，次に代表値とバラツキの指標を計算します．

実際に調査を行い，標本についてのデータが得られたとき，これをどう整理するか考えよう．データの集計とその処理方法は，変量の種類により大きく異なるので，質的変量と量的変量に分けて考える．また，各変量を個々に調べたい場合と，複数の変量間の関係を調べたい場合でも扱い方が異なるが，ここでは前者の場合を扱う．

a. 質的変量の集計方法

質的変量の場合，例えば性別に対しては，100人を調査したとすれば，
　男47名，女53名
というのがもっとも基本的な集計結果である．このように，データが質的変量の場合は，集計の際に各カテゴリの標本数を数えることになるので，**計数**データと呼ばれる．また，カテゴリごとの標本数は**度数**または**頻度**（frequency）と呼ば

れる．それに対して，データが量的変量の場合は，個々の標本ごとに変量の大きさを量(はか)るので，**計量**データと呼ばれる．

質的変量に対しては，度数を数える他に他の変量との関係なども調べる必要があるが，1個の変量に限ってみれば集計はこの計数作業だけである．集計をしたら，結果を表かグラフにしておくのもよいだろう．例えば，「運動しているか」という質的変量に対しては，表5.1と図5.1のような表と図が得られる．

b. 量的変量の集計方法

では，量的変量はどのように集計したらよいだろうか．質的変量は，度数を計数することによって観測データの情報を失うことなく集計できたが，量的変量の場合は，通常は何らかのまとめの計算が必要になる．

このとき中心的な値やバラツキを知りたいからといって，統計ソフトや表計算ソフトを使って平均値やバラツキの指標を計算するのは早計である．例えば，平均値は変量の値が平均値を中心に対称に散らばっている場合は意味があるが，自然界の変量は散らばり具合がどちらかに（特に左に）偏っていることが珍しくないからである．

このデータの散らばり具合，つまり変量がどのような値をそれぞれどれくらいの頻度でとっているか，その様子のことを**分布**（distribution）と呼ぶ．量的変量の場合，最初にやらなくてはならないことは，データの分布の様子，特に分布が左右対称かどうかを調べることである．

変量の値をいくつかの区間に分け，各区間の度数を計算すると分布の様子を知ることができる．この区間（例えば身長が160 cm以上，165 cm未満）のことを

表5.1 質的変量の集計例

運動しているか	人数
毎日	32
週2日以上	42
それ以外	26

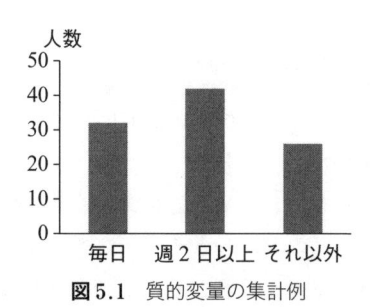

図5.1 質的変量の集計例

b. 量的変量の集計方法

表 5.2 度数分布の例

身長	~140	~145	~150	~155	~160	~165	~170	~175	~180	~185	~190
人数	2	3	6	12	23	29	15	6	3	1	0

階級（class），ある階級に入る標本の個数（または人数）のことを質的変量の場合と同様に度数または頻度という．また，集計した表を度数分布表，それをグラフで表したものを**ヒストグラム**（histgram）という．横軸に変量の値，縦軸に度数をとってヒストグラムを描くと，分布の特徴を視覚的に把握しやすくなる（縦横はもちろん逆でもよい）．

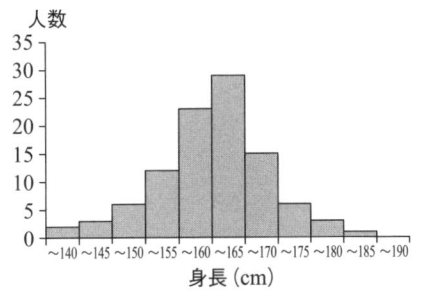

図 5.2 ヒストグラムの例

階級の分け方に決まったルールはないが，最小値と最大値を求め，きりのよい数で通常は等区間に区切っていく．例えば身長であれば，表 5.2 と図 5.2 のようになる．

> [Note] 図 5.1 では度数を表す縦棒の間に空白があったが，図 5.2 のヒストグラムの場合は，度数を表す縦棒はお互いに接するように描かなくてはならない．質的変量の場合，横軸はとびとびのカテゴリ値を表すが，量的変量の場合は，横軸は変量の大きさを表す数直線上に階級の境界値を刻んだものであり，変量は各階級の左端から右端の間の値のすべてをとる可能性があるからである．

度数分布は，別の見方をすると，量的変量を階級により質的変量（順序変量）に変換して集計したものである．質的変量の場合と違い，変換をしたために情報の一部が失われているが，変量がどんな値をとっているか，全体的な様子を把握するのに向いている．

図 5.2 のヒストグラムでは各棒の幅は一定，高さは人数（度数）を表しているので，各棒の面積は身長がその区間に入る人の割合（相対度数）を表していることになる．そこで，ヒストグラム全体の面積が 1 になるようにスケールを変換すると，変量が特定の範囲にある人の割合を，対応する棒の面積で知ることができ

て便利である．これを**ヒストグラムの基準化**と呼ぶ．例えば，変換後の図5.2で「〜165」の棒の面積が0.2であれば，身長が160 cm以上，165 cm未満の人は全体の20％であることがわかる．

ヒストグラムを描いたら，まず注意するのは分布が左右対称か，それともどちらかに偏っているかである．図5.3はある薬の消失速度定数（体内に入った薬が消えていく速さ）を69人について測定した結果だが，明らかに左側の値のほうが多く分布は左に偏っている．それに対して，図5.2はほぼ左右対称である．

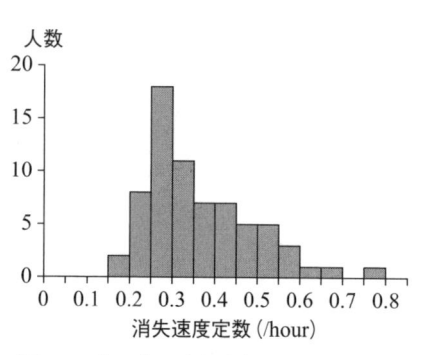

分布が左右対称でない場合も，標本値に何らかの変換を行うことで左右対称になることがある．特に医学データでは，標本値の対数をとると左右対称になる場合が少なくない．

図5.3 ある薬の消失速度定数の度数分布

c. 累積度数分布

度数はある区間の標本の個数だったが，$-\infty$ からある値までの標本の個数を累積度数と呼ぶ．図5.4は累積度数を図にした例で，累積度数分布と呼ばれる．横軸は変量の値，縦軸は相対累積度数で横軸の値以下の標本の個数を標本サイズ（後述）で割った値である．グラフはゼロから始まって単調に増加して，1に達したらそのまま一定値になる．グラフの形状は，図5.4のようなS字形になることが多い．

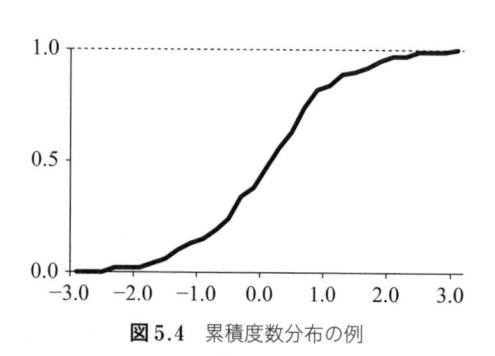

測定した標本値ごとに高さが（1/標本サイズ）ずつ上がっていくため，標本の情報がまったく失われていないのは，ヒストグラムにはない長所である．ヒストグラムは，標本の大きさがある程度な

図5.4 累積度数分布の例

いと形にならないが，累積度数分布は標本の大きさが小さくても描ける．また，2つの分布の違いを比較するのにも向いている．

d． 標本の大きさとヒストグラム

　標本に選ばれた人数または個数のことを「標本の大きさ」または「標本サイズ」と呼んでいるが，標本サイズが小さい場合，分布型の判断は意外と難しい．母集団は左右対称の山型の分布でも，無作為に選んだ標本のヒストグラムは必ずしも左右対称の一峰性の分布に見えないことが少なくない．少なくとも50個程度では完全に不足である．そのような場合は，ヒストグラムより累積度数分布のほうがよいが，そうはいっても対称性の判定にはちょっとした経験がいる．そこで，この問題を解決するために工夫された方法がある．累積度数分布は通常，図5.4のようなS字状のグラフになるが，縦軸のスケールを変換することにより，グラフが直線になるかどうかで分布が左右対称かどうかを判断する方法がある．詳しくは第12講で紹介する．

e． 外 れ 値

　大多数の測定値から大きく離れた測定値は外れ値と呼ばれる．外れ値を除外するかどうかで統計解析の結果が大きく変わってしまうこともあるので，外れ値があった場合は値が他とは異なる原因をよく調べ，測定上のミスなどが見つかったときは解析対称から外す必要がある．しかし，理由がわからないことも多く，統計的に判断をする手法もあるが，原因が不明の場合に統計的な判断結果を根拠に標本から外すのは好ましくない．そのような場合は，外れ値を残した場合と外した場合のそれぞれについて統計的な解析を行い，結果を比較検討するのがよい（異なった結果が出たときは，判断を保留する）．

f． 標本分布の指標

　標本の分布の整理が終わったら，量的変量の場合は標本の代表値とバラツキの指標を計算する．分布が左右対称の場合は平均値（算術平均）が標本全体の代表

値になる．分布が左右非対称な場合は，平均値ではなく大きさの順位がちょうど中間の標本の値（中央値）が標本全体の代表値としては適切な値になる．

続いて，バラツキの指標を計算することになるが，標本のバラツキの計算方法は，母集団のバラツキの指標の定義を学んだ後のほうが理解しやすいので，次の講では母集団に話題を移し，その後，再び標本整理の話に戻ることにする．

用語▶▶ 平均値といっても，標本の平均と母集団の平均では値が異なる可能性があるので，前者は標本平均，後者は母平均のように，指標の名前の前に「標本」か「母」をつけて区別する．なお，「母」は「はは」でなく「ぼ」と読む．

確認問題

1. 質的変量は，集計の際に各カテゴリの標本数を数えることになるので，［ A ］データと呼ばれる．それに対して，量的変量の場合は，標本ごとに変量の大きさを調べるので，［ B ］データと呼ばれる．
2. 量的変量がとりうる値をいくつかの区間に分け，区間ごとに個数を数えたものが［ C ］である．また，この区間のことを［ D ］，それぞれの区間に入る標本の個数のことを［ E ］または［ F ］と言う．
3. ［ C ］をグラフで表したものを［ G ］と言う．

【答】 A. 計数 B. 計量 C. 度数分布（表） D. 階級 E. 度数 F. 頻度 G. ヒストグラム

第6講

母集団の表記方法
― 標本平均は母数？ ―

Q: 確率密度関数と母数の関係がどうもよくわかりません．標本平均は母数ですか？

A: 確率密度関数は母集団の分布を表す関数で，母集団のヒストグラムと考えるとよいでしょう．関数ですから，変量を表す変数と係数からなる式で表されます．例えば，確率密度関数が $f(x)=a-bx\,(0\leq x\leq a/b)$ の場合，係数 a, b の値により分布の形が決まります．この a, b のように，母集団の分布の形を決める係数を母数と呼んでいます．それに対して，標本平均は実際に観察したデータの特性であり，母集団の指標ではありませんので母数とは呼びません．

　標本の基本的な集計方法を学んだので，次に母集団をどう表すかを考えよう．なお，第7講で再び標本の集計方法の話に戻るので，標本と母集団，どちらの話をしているか，混同しないように気をつけながら読んでいただきたい．

　母集団の表記方法は，変量のとりうる値が離散的な場合と，連続的な場合で異なる．質的変量や離散変量のようにとりうる値が離散的な場合は，変量がそれぞれの値をとる割合（性別であれば，男性の割合と女性の割合）を一覧にすればよい．表記が難しいのは，身長のような連続変量の場合に，どのような値をどのような割合でとるかを完全に記述することである．数式による表現が必要なので，数学が得意でない人にはこの本の最初の山場になるが，（中級）と指定した箇所は1回目は飛ばしてもよいので，頑張って乗り切ってほしい．

a. 離散変量の母集団分布

サイコロを振ったときに出る目を X とすると, X は 1〜6 の 6 通りで, それぞれの目が出る確率はいずれも 1/6 と考えることができる. したがって, サイコロの目 X の分布は, 表 6.1 で完全に書き表せる. X が 1〜6 のそれぞれの値をとる確率を数値で表せばよいので, 表記は単純である.

表 6.1 サイコロの目の分布

サイコロの目	⚀	⚁	⚂	⚃	⚄	⚅
その確率	$\frac{1}{6}$	$\frac{1}{6}$	$\frac{1}{6}$	$\frac{1}{6}$	$\frac{1}{6}$	$\frac{1}{6}$

もう少し一般的な表記も紹介しておこう. 確率論や統計学では, ある事象が起きる確率を

$$P(事象の定義)$$

と表す. この表記法を使うと, サイコロの目の分布を

$$P(X=i)=\frac{1}{6} \qquad (i=1, 2, \ldots, 6)$$

と表せる. X がとりうる値が多いときは, 表よりこのような式による表現のほうが便利である.

b. 確率密度関数 ── 母集団のヒストグラム ──

以上のように, 離散変量の母集団分布の記述は単純明快だが, 連続変量の場合はとりうる値の個数が無限個で, またある特定の値をとる確率は通常は無限小なので, 母集団の分布を記述するには工夫が必要である.

連続変量の場合, 標本の分布の様子はヒストグラムで描くことができたのを思い出してみよう. ヒストグラムは棒グラフだが, 標本の数を増やし区間の幅を小さくしていくとグラフは連続な曲線に近づいていく. 図 6.1 左図の身長のヒストグラムを見ながら, 母集団全員について身長を調べ上げたとして, 区間幅を小さくしていくとどうなるか考えてみよう. 縦棒の上の部分を結んでできる折れ線は, 次第に右の図のようななめらかな曲線に近づいていくことが想像できるだろ

b. 確率密度関数 — 母集団のヒストグラム —

う．これが，身長の母集団の分布である．

このとき，曲線の高さが何を意味しているのかは注意が必要である．身長のような連続変量の分布の場合，例えば「身長が 160 cm である確率」は，サイコロの目のような離散変量の場合と違って，棒に幅がないので棒でなく線になってしまい，面積はゼロになってしまう．このように，ある 1 点の確率を与えるのは難しいので，身長がある区間の中にある確率を与えることを考える．ヒストグラムを基準化（棒全部の面積が 1 になるようにスケールを変更）した上で，区間幅を小さくしていけば，曲線下の面積は 1 になり，例えば「身長が 160 cm 以上，165 cm 未満の確率」は，図 6.2 の灰色部分の面積で表すことができるようになる[*1)]．

つまり，図 6.1 右図のように曲線の下の面積が 1 になるようにスケールを設定しておくと，任意の区間の曲線下の面積は，母集団全体の中で身長がその区間に入る人の割合を表すことになる．このように，変量が任意の範囲の人の割合をこの曲線の下の面積で知ることができるので，この曲線は母集団の身長の分布の完全な記述になっている．曲線を表す関数は母集団分布関数と呼びたくなるが，**確**

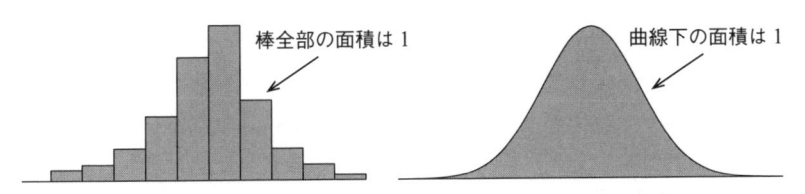

図 6.1 基準化したヒストグラム（左）と確率密度曲線（右）

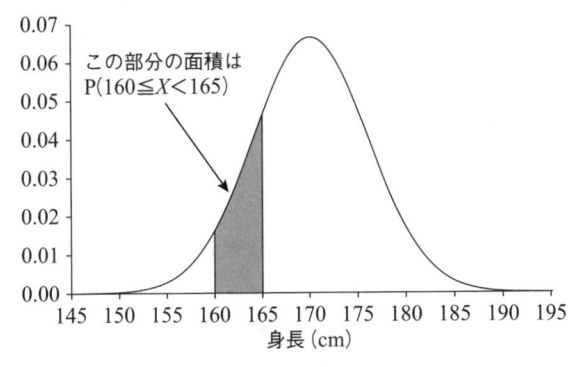

図 6.2 母集団の分布の例

率密度関数 (probability density function) と呼ばれている.

> 連続量の母集団の分布は, 曲線下の面積が1の曲線で表すことができる

なお, 図6.2は正規分布と呼ばれるもっとも代表的な連続変量の分布で, 平均値を中心に左右対称のベル型をしている. 正規分布の性質については, 第10講で詳しく説明する.

[*1)] ある特定の値である確率は無限小なので, 連続変量の場合, ある区間の確率は, 区間が境界を含むかどうかで変わらない.

c. 割合と確率の関係

さて, 以上は確率密度関数を, 母集団の全成員がどのような値をとっているか, つまりその変量の母集団における分布という立場から見たものである. それに対して, 母集団からある成員を1人だけ無作為標本抽出をしたとき, その変量はどのような値をとるか, という別の視点から見た解釈も重要である. 次にこれについて考えよう.

まず「割合」と「確率」の関係を整理しておこう. 第4講でとりあげた, 65歳以上の高齢者の中からランダムに100名を選んで血圧の調査をするという例を思い出してみよう. このとき, 年齢は調査対象ごとに異なる量なので変量と呼んだ. ここで調査対象を1人に限って考えると, 調査対象をランダムに選んだという条件が満たされていれば, その人の年齢は, 母集団の年齢の分布によって, 確率に支配されることになる. 例えば80歳以上の人の割合が全体の15%であれば, ある調査対象者が80歳以上である確率は0.15になる (調べた段階で年齢は確定するのだが). つまり, サイコロを振ったりクジを引くのと同じである. そこで変量のことを**確率変数** (random variable) とも呼ぶ.

変量も確率変数も同じ量 (上の例では年齢) に対する呼称だが, 前者は母集団や標本の成員全体について考えているのに対して, 後者は成員1人を選んだときに, その量がどのような値をどれくらいの確率でとるかという立場から見ていることが多い. 変量の分布を表すのがヒストグラム, 確率変数がどのような値をとるかを表すのが確率密度関数と考えることもできる. 母集団を対象にすれば, どちらも同じものだが, 両方の視点から現象を眺める習慣をつけておきたい.

なお，成員の割合と確率が一致するためには，選択の仕方が無作為，つまり選ばれる確率がすべての成員で同じでなければならないことは充分注意してほしい．

> [Note] 統計学をはじめて勉強するときに，つまづきやすい箇所がいくつかあるが，確率密度関数が出てきたところで理解がぼやけてくる場合が少なくないので，重要なポイントを3つ挙げておく：
> ・母集団のヒストグラムで，区間幅を無限小にしたもの
> ・曲線下の面積は1
> ・ある区間の曲線下の面積は，「変量がその区間内の値をとる成員の割合」
>   =「無作為標本抽出をしたときにその区間内の値である確率」と等しい
> 気をつけなくてはならないのは，関数の値（グラフではある場所の曲線の高さ）が確率（=割合）を直接表すわけではないことである．そこがヒストグラム，例えば図5.2との大きな違いである．区間の幅を無限に小さくした場合，変数のある値（グラフでは横軸上の1点）に対応する確率は通常，無限小になるので，直接，確率を与える関数をつくるのは難しい．そこで
> 　　　横軸の1点に対して　→　曲線の高さ＝その点の値をとる確率
> という対応でなく
> 　　**横軸のある区間に対して　→　曲線下の面積＝その区間の値をとる確率**
> という対応の関数を考えるのである．前者であれば名称は確率関数であろうが，そうではなく足し合わせると確率になるので，確率「密度」関数と呼んでいる．直接，確率を与えるわけではないというところがわかりにくいが，ヒストグラムの場合も，図6.1左図のように棒全体の面積が1になるようにすれば，「ある区間の値をとる確率」＝「棒の面積」となる．その上で，ヒストグラムの区間幅を小さくした図6.1右の図が確率密度関数と考えるとよいだろう．
> 　なお，縦軸は全体の面積が1になるように調整しただけなので，単位や具体的な値については深く考える必要はない．重要なのは，ある区間の曲線下の面積が，変数がその区間の値をとる確率を表すということである．

d. 確率密度関数の定義（中級）

確率密度関数 $f(x)$ の定義を数式を使って表しておこう．確率密度関数は，変量の値がある区間内である成員の割合が，曲線下の面積となるような関数だった．ところで，無作為標本抽出をしたときに，変量 X の値がある範囲 $[a, b]$ 内

である確率 $P(a \leqq X \leqq b)$ は，母集団で変量がその区間内の値をとる成員の割合と等しいので，確率密度関数 $f(x)$ は，

$$P(a \leqq X \leqq b) = \text{(図：曲線下の} a \text{から} b \text{までの面積)}$$

となる関数ということになる．ところで，高校数学で学んだように，区間 $[a, b]$ における関数 $f(x)$ の曲線下面積は，定積分で表せる（本当は以下の右辺の定積分の定義が左の曲線下の面積だが）．

$$\text{(図：曲線下の} a \text{から} b \text{までの面積)} = \int_a^b f(x)dx$$

以上の2つの関係から

$$P(a \leqq X \leqq b) = \int_a^b f(x)dx \tag{6.1}$$

となる $f(x)$ が確率変数 X[*1)] の確率密度関数ということになる．

[*1)] 確率変数は通常は大文字で X のように，その実現値や確率密度関数を定義するときは，x_1, x_2 のように小文字で書くことが多い．

> Note 数式による確率密度関数の記述は，わかりにくいと感じる人もいるだろう．数式を使わずに説明することもできなくはないが，少なくとも定義の式は理解しておかないと，後で他の本や文献を読むときに苦労する．定積分のことを忘れているときは，定積分の意味は区間 $[a, b]$ における曲線 $y = f(x)$ と x 軸で囲まれた図形の面積であることを思い出そう．

e. 期待値

もう1つ表記法を導入しておく．標本平均のように，標本データから計算できる量を**統計量**と言う．変量や統計量の値を，母集団のすべての成員について平均した値を**期待値**と呼び，

$E(\text{変数名})$，または $E(\text{統計量の式})$

と表記する．E は expected value（期待値）の頭文字である．変量 X の期待値 $E(X)$ は，変量 X の母集団における平均値なので，標本平均と区別して**母平均**と呼んでいる．

　高校数学で習ったので覚えている人も多いと思うが，期待値は，無限回，無作為標本抽出や独立な試行を繰り返したときの平均値である．この定義で直感的なイメージがわかないときは，次の例で考えるとよいだろう．サイコロを1回振り，出た目の千倍お金がもらえるという賭けをするとする．このとき，3,000円払ってこの賭けをするのは得だろうか，それとも損だろうか．この判断をするには，1回あたり平均いくら戻ってくるかを計算すればよいが，それが期待値である．

　サイコロの目の分布は表6.1で表せたので，表6.1をもとに考えてみると，
  1. サイコロの目 x_k は1から6の6通り（$x_k=k$, $k=1, ..., 6$）
  2. それぞれの目が出る確率 p_k は等しい（$p_k=1/6$, $k=1, ..., 6$）
  3. 6通りのサイコロの目の和は21
  4. その平均は，目の和21を場合の数6で割って3.5

サイコロの目の期待値は3.5なので，賭けで戻ってくるお金の期待値は3,500円になり，3,000円で賭けができるのなら平均的には得をすることがわかる．

　ところで，この計算ではサイコロの目の和を場合の数6で割ったが，これはそれぞれの目が出る確率 p_k が等しいからできた計算である．一般には，期待値は以下のように，「変量の値 x_k とその値の確率 p_k の積」の和[*1)]で計算できる．

$$E(X)=\sum_{k=1}^{n}x_k \cdot p_k \quad (6.2)$$

この式は，数式を使った期待値の定義である．サイコロの目の期待値は以下のように計算できる．

$$E(X)=1\cdot\frac{1}{6}+2\cdot\frac{1}{6}+3\cdot\frac{1}{6}+4\cdot\frac{1}{6}+5\cdot\frac{1}{6}+6\cdot\frac{1}{6}=\frac{21}{6}=3.5$$

[*1)] Σ はギリシャ文字で英語のSの大文字に対応する．数学では数列の和（summation）を表す記号として使われる．わかりにくいと感じるときは，以下の展開した式に置き換えて考えるとよい．

$$\sum_{k=1}^{n}a_k=a_1+a_2+\cdots+a_n$$

> **Note** 期待値の定義
>
> (6.2)式の期待値の定義が直感的に理解できないときは，期待値の意味に戻って考えるとよい．期待値は変量の値の母集団の平均なので，母集団の成員全員の変量の値を足して，母集団の成員数 N で割ればよい．もし，変量の値が x_k である成員が n_k 個あるときは，
>
> 変量の値 x_k × その値をとる成員の個数 n_k
>
> を足し合わせて，それを母集団の成員数 N で割ればよい．したがって，
>
> 変量の値 x_k × その値をとる成員の割合 (n_k/N)
>
> をすべての変量の値について足し合わせればよいことになる．ところで，
>
> $$p_k = \frac{n_k}{N}$$
>
> なので，(6.2)式が得られる．

f. 期待値の計算

統計量の期待値を計算する際は，和と積の法則が役に立つ．例えば，あるクラスで統計学と英語のテストを行ったとしよう．このとき，「2科目の合計点」のクラスの平均値は，それぞれの科目のクラスの平均点の和であることは直感的に理解できるだろう．代数的な証明も簡単である．統計学の点数が X，英語の点数が Y とすると，この関係は以下のように表せる．

$$E(X+Y) = E(X) + E(Y) \qquad (6.3)$$

2つの変量の積の期待値はどうであろうか？ 変量 X と変量 Y がとる値が互いに無関係の場合，X と Y は**独立**と言う．この場合，変量の積については，以下の法則が成り立つ．

$$X \text{ と } Y \text{ が独立であれば} \quad E(X \times Y) = E(X) \times E(Y) \qquad (6.4)$$

では，2つの変量が独立でない場合はどうであろうか．例えば，家族の人数 X と一家にあるテレビの台数 Y を考えると，家族の人数が多いほどテレビの台数は多いと考えられる．X, Y が独立でないときは $E(X \times Y) = E(X) \times E(Y)$ は必ずしも成立しない．このような場合は，$X \times Y$ を1つの変量としてみるとよい．この問題の場合，変量 X がとりうる値を $x_i = i$，変量 Y がとりうる値を $y_i = j$ と

したとき,
$$p_{i,j} = P(X=i \text{ かつ } Y=j)$$
と定義する.例えば,$p_{2,3} = P(家族の人数 = 2人, かつテレビの台数 = 3台)$ と定義すれば,$X \times Y$ の値とその値をとる確率の積
$$(i \times j) \times p_{i,j}$$
をすべての i と j について合計すれば $X \times Y$ の期待値を計算できる.

以上のように,離散変量の場合,
$$\{(変量の値) \times (その値をとる確率)\} の和$$
という式により期待値を計算できる.それでは連続変量の期待値はどのように計算すればよいだろうか.結論を述べると,確率密度関数を使うと任意の区間の値をとる確率を計算できることを利用して
$$\{(変量 X の値) \times (そのときの確率密度関数 f(x) の値)\} の積分$$
という形で期待値を定義できる.式で表すと,以下のようになる.

$$E(X) = \int_{-\infty}^{\infty} x f(x) dx \tag{6.5}$$

離散変量の場合の期待値の定義(6.2)と比べると,和が積分に変わっているところが違いである.参考までに,簡単な証明を付録に記した.

Note 条件付き確率と独立

変量や事象が独立ということについて簡単に復習しておく.例えば,大きなサイコロ1個と小さなサイコロ1個を振る場合を考えてみよう.それぞれどんな目が出るかは,お互いに関係がないと考えられる.出る目を X, Y とすると,この場合,「X と Y は独立」と言う.このとき
$$P(X=a \text{ かつ } Y=b) = P(X=a) \times P(Y=b)$$
が成立する.中学校で「サイコロを2つ振ったとき目の積が奇数になる確率は?」などという問題を解くときに使った性質である.上記の関係を使って,サイコロの目の積が奇数になる確率を計算してみると,

P(サイコロ2個の目の積が奇数)
= P(最初のサイコロの目は奇数, かつ2個目のサイコロの目も奇数)

それぞれの事象は他の事象の影響を受けない(独立)ので,
= P(最初のサイコロの目は奇数) × P(2個目のサイコロの目は奇数)

$$= \frac{1}{2} \times \frac{1}{2} = \frac{1}{4}$$

となる．実はこの関係が事象の独立の数学的定義である．つまり，

$$P(A \cap B) = P(A) \times P(B) \tag{6.6}$$

のとき事象 A と B は互いに独立と言う．なお，$P(A \cap B)$ は A かつ B である確率を表す．

ところで，すでに A が成り立っているときに B である確率を**条件付き確率**と言い，$P(B|A)$ と書く．A かつ B である確率は，A が成立し，かつそのとき B が成立する確率なので，いつでも

$$P(A \cap B) = P(A) \times P(B|A) \tag{6.7}$$

という関係が成立する．したがって，以下の式でも独立の定義ができる．

$$P(B|A) = P(B), \quad \text{または} \quad P(A|B) = P(A)$$

この式は，A と B が独立のとき，B である確率は A が成立しているかどうかとは関係がないことを意味している．

なお，独立なときの期待値に関する公式(6.4)は，離散変量の場合，(6.6)式を使って簡単に示せる．連続変量の場合は，同時確率分布という概念と二重積分の計算が必要だが，証明は容易である．証明を確認したい人は確率論の本などを参照していただきたい【竹内，1963】．

g. 母数とは

確率密度関数の導入を終えたので，母集団の分布の特徴をどう表すかという問題を少し眺めておこう．例として，図6.3のような左右対称な三角形という単純な分布を例にとってみる．この例では，確率密度関数の違いは（三角形の面積は1なので），

・三角形の中心位置 μ（ミュー）

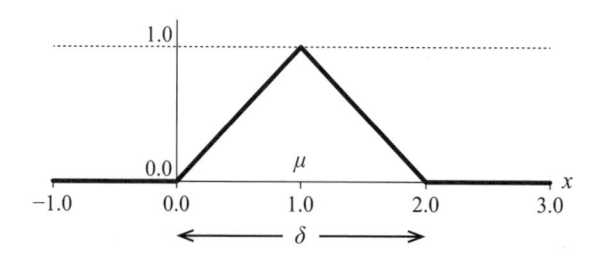

図6.3 確率密度関数の例
注：これは第9講 b 節で紹介する一様乱数2個の和の分布である．

・三角形の幅 δ（デルタ）

の2つの量で完全に決まる．図6.3の例では，$\mu=1$, $\delta=2$ である．この μ と δ のように，母集団の分布の形を決定づける量を**母数**，英語で parameter という．別な言い方をすると，確率密度関数を数式で表したときの係数が母数である．

分布の特徴という視点から見ると，もっとも基本的な指標は分布の代表値（中心の位置）と分布のバラツキ（広がり具合）の2つである．前者を一般に**分布の位置**（英語では location）と呼んでいる．分布が左右対称であれば中心の位置で表すことができ，平均値と一致する．変量の最大値と最小値の差は，分布の広がり具合のもっとも素朴な指標で，**範囲**（range）と呼ばれる．この例の場合は，分布の位置は μ，範囲は δ である．

> Note ギリシャ文字 μ と δ が出てきたので驚いた人もいるだろう．標本から計算できる量は英文字を用いて表すのが習慣である．例えば，標本平均（mean）を表すには m がよく使われる．それに対して，母数はギリシャ文字を使うことが多く，母平均はギリシャ文字で m に対応する μ を使う．この表記法により，同じ平均値でも人間が計算できる標本平均なのか，真の値は神のみぞ知る母平均（母集団の平均）なのかを混乱せずに数式を読めるので，英字とギリシャ文字の使い分けが定着している．

h. 累積分布関数

母集団のヒストグラムが確率密度関数であったが，母集団の累積度数分布を**累積分布関数**（cumulative distribution function）と呼んでいる．確率密度関数を $f(x)$，累積分布関数を $C(X)$ とすると以下のような関係がある．

$$C(X) = P(-\infty < x \leq X) = \int_{-\infty}^{X} f(x)dx \quad (6.8)$$

つまり，累積密度関数 $C(X)$ は確率密度関数 $f(x)$ を区間 $(-\infty, X]$[*1)] で積分したものである．$C(X)$ をあらかじめ計算しておくと

$$P(a \leq X \leq b) = C(b) - C(a) \quad (6.9)$$

という関係を使って，変量の値がある範囲にある確率を引き算だけで簡単に計算できる[*2]．確率密度関数は分布を表現するのには便利だが，確率や割合を計算するには定積分の計算をしなくてはならないので，少々不便である．そこで統計学の教科書には，実際の計算にあたって便利なように，代表的な分布について $-\infty$ からある値 X まで確率密度関数を積分した結果，つまり累積分布関数の値を一覧にした表が掲載されている（0 から X までの場合もある）．

【問 1】 以下で定義される確率密度関数の累積分布関数を求めよ．

$$f(x)=\begin{cases} 0 & (x<0) \\ x & (0\leq x<1) \\ 2-x & (1\leq x<2) \\ 0 & (2\leq x) \end{cases}$$

この確率密度関数を図で表すと図 6.3 のようになる．累積分布関数は $-\infty$ から X までのこの曲線の下の面積なので，以下のようになる．

$X<0$	0
$0\leq X<1$	底辺と高さが X の三角形の面積 $=0.5X^2$
$1\leq X<2$	$1-$（底辺と高さが $(2-X)$ の三角形の面積）$=1-0.5(2-X)^2$
$2\leq X$	1

この関係をグラフで描くと図 6.4 のようになる．累積分布関数は変量がある値以下である確率を表しているので，累積度数分布と同じように最初は値はゼロで，

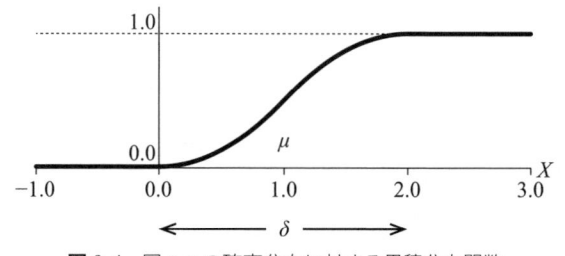

図 6.4　図 6.3 の確率分布に対する累積分布関数

あるところ（変量の最小値）から単調に増加し始め，変量の最大値で関数の値は1に達し，その後はずっと1という性質をもっている．

[1] $(a, b]$ は，a より大きく b 以下の区間を表す．
[2] (6.9)式は $\int_a^b f(x)dx = C(b) - C(a)$ という，ニュートンとライプニッツが発見した微分積分学の基本定理を使って導くこともできる．

確認問題

1. 連続量の母集団の分布は，その下の面積が1になる曲線で表すことができ，曲線を表す関数を［ A ］と呼んでいる．
2. ある変量または変量の組から計算される式を［ B ］と言う．変量や［ B ］の値を母集団のすべての成員について求めて平均した値を［ C ］と呼ぶ．
3. （中級）連続変量 X の［ A ］が $f(x)$ のとき X の［ C ］は数式では［ D ］と表せる．
4. ［ A ］を数式で表したときの係数を［ E ］と言う．
5. ［ A ］を $-\infty$ からある値 X まで積分した値を与える関数を［ F ］と呼ぶ．その値を一覧にしておくと，変数がある区間内の値をとる確率を引き算だけで計算することができる．

【答】 A. 確率密度関数　B. 統計量　C. 期待値　D. $\int_{-\infty}^{\infty} xf(x)dx$　E. 母数　F. 累積分布関数

第7講

分布の特徴の指標
— 平均値±標準偏差ではだめなの？ —

Q: 標本の集計結果を論文に掲載する場合の具体的な方法を教えて下さい．

A: 質的変量の場合は，例えば男23人，女45人というようにカテゴリごとに度数を示します．量的変量の場合は，分布が左右対称かどうかで異なる指標を使います．分布が対称なら平均値と標準偏差，分布が偏っているときは中央値と範囲を示すのが第一選択肢です．グラフにする場合は，質的変量の場合は棒グラフ，量的変量の場合は箱ひげ図が第一選択肢になります．

ここで再び標本の整理の問題に戻ろう．標本の集計方法は第5講で説明したので，この講では残っていた問題，すなわち量的変量の場合，標本の分布全体の特徴を要約する指標はどのような量がよいかについて考えよう．標本の特性としては，標本の代表値とデータの散らばり具合（バラツキ）の2つがまず考えられる．

a. 標本の代表値

標本の大きさが n のとき，つまり母集団からランダムに n 人を選んで測定をしたとき，i 番目の人のある変量の値（例えば身長 X の測定結果）は変数に下付きの添え字をつけて x_i のように表す．また，その平均値（標本平均）は文字 m，または変数名の上に横棒をつけて $\overline{X}$ または $\bar{x}$ で表す（エックス・バーと読む）．分布が対称な場合は，標本平均 $\overline{X}$ が代表値になることは疑いがないだろう．

では，図5.3のように分布が左右非対称の場合はどうであろうか．新聞やTV

a. 標本の代表値

のニュースで報道される平均収入，平均貯蓄額，小学生がもらうお年玉の金額を聞いて自分のうちとずいぶん差があるな，と感じたことがある人は少なくないと思うが（私もその1人だが），これには理由がある．例えば，10人の年収が，

500, 500, 500, 500, 500, 500, 500, 500, 500, 5,500（単位：万円）

のとき，この10人の平均収入は1,000万円になる．しかし，10人中の9人にとっては「平均」収入は自分の年収の倍額である．このように変量の分布が偏っている場合は，平均値はその集団の代表値としては適切ではない．そのような場合は，**中央値**（median）や**最頻値**（mode）が用いられる．中央値は変量の値を小さいほうから大きなほうに順番に並べたとき，順位が真ん中の人の値である．この例の場合，人数が偶数で順位がちょうど中央の人がいないので，5位と6位の人の平均値をとる．最頻値は，測定された値の中でもっとも個数が多かったものである．いずれもこの例では，500万円になる．

ニュースで報道される年収やお年玉の額も分布が偏っているため，最近は平均値でなく中央値が報じられることもある．例えば，図7.1は平成23年度の世帯別の貯蓄額の分布だが，平均値が1,664万円なのに対して中央値は991万円とかなりの差があることがわかる．

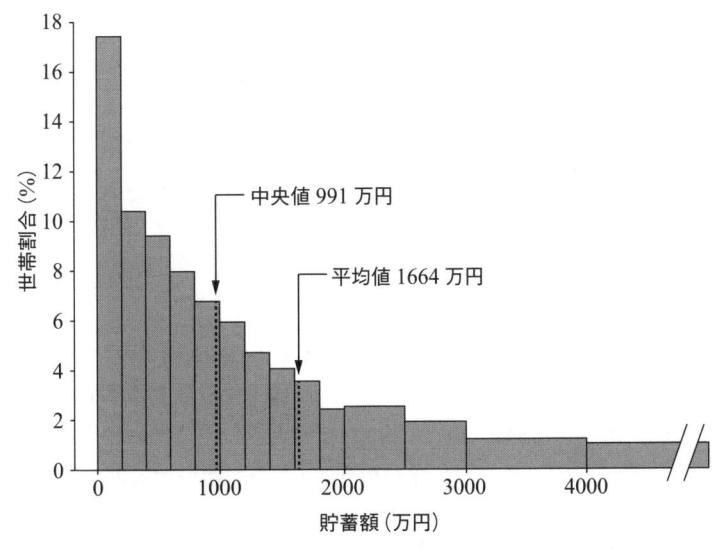

図7.1 世帯別貯蓄額の分布（総務省統計局のデータより）

なお，分布が左右対称の場合，中央値は平均値と一致する．また，最頻値は名義変量の場合以外はあまり使われない．以上のようなことから，標本分布の代表値については以下を覚えておこう．

> 分布の代表値は，分布が左右対称であれば平均値，そうでない場合は中央値がよい

b. 範囲と偏差

さて，代表値の指標について考察したので，次にデータの散らばり具合について考えよう．図7.2 は 4 個の測定値を x 軸上に記したものである．このとき，最大値 x_4 と最小値 x_1 の差は測定値全体のバラツキ具合の一番簡単な指標になっており，範囲（range）と呼ばれるのだった【⇒第 6 講 g 節】．それに対して，平均値 $\bar{x}$ と各測定値 x_i の差，

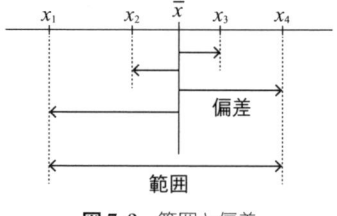

$$x_i - \bar{x}$$

図 7.2　範囲と偏差

を偏差（deviation）といい，各測定値のバラツキの指標になっている．偏差はそれぞれの測定値が分布の中心からどれくらい離れているかなので標本の個数だけある．そこで，次に偏差の代表値を求めたいが，そのまま平均をするとプラスの偏差とマイナスの偏差が相殺されてゼロになりうまくいかない．そこで，通常は二乗をした上で平均をする．式で書くと以下のようになる．

$$\frac{(x_1-\bar{x})^2+(x_2-\bar{x})^2+\cdots+(x_n-\bar{x})^2}{n}$$

これを**分散**（variance），その平方根を**標準偏差**（standard deviation）ととりあえず呼んでおこう．とりあえずと言ったのは，標本の分散や標準偏差の計算は標本平均や範囲のように単純にはいかないからである．そこで，母集団のバラツキの指標を先に説明して（こちらは単純明快！），その後で標本の分散の話に戻ることにする（分散の定義は(7.3)式で修正する）．

用語▶▶「範囲」という言葉は「位置」と同様に一般的な日本語だが，統計学では明確な定義をもった専門用語である．しかし，通常の言葉と間違われる可能性があるときは「分布の範囲」，「分布の位置」などと書くほうがよいだろう．なお，英語の論文ではそれぞれ，range, location がそのまま専門用語として使われることが多い．また，バラツキは英語では dispersion という．

c. 母集団のバラツキの指標

1）母分散 さて，ここでいったん母集団に戻って，母集団のバラツキの指標を定義しよう．図 6.3 の分布の場合，三角形の底辺の長さは先ほど定義した「範囲」であり，変量がどの程度散らばっているかの指標の 1 つとなっている．

範囲は確かに母集団の場合も標本の場合もバラツキの指標になっており，計算も簡単だが，最小の値と最大の値しか活用していない．そこで，母集団全体のバラツキを反映している，もっと一般的な指標を考えよう．母集団の平均値が μ，変量の値が x のとき両者の差 $x-\mu$ は先ほど定義した偏差であり，個々の変量の値が平均値からどれくらい離れているかを表している．

母集団の全成員について偏差を求め，その平均値を計算すれば，変量 X の平均値からの隔たり具合の指標になりそうである．ところが，偏差の期待値を計算すると，以下のようにゼロになってしまう．

$$E(X-\mu)=E(X)-E(\mu)=\mu-\mu=0$$

（この計算では，変量 X の期待値が μ なので $E(X)=\mu$ という関係を使った）
このように，偏差はそのまま平均したのではゼロになってしまう．これは，平均 μ からプラス方向に離れている場合とマイナス方向に離れている場合がちょうど相殺されるためである．考えてみると，平均から小さいほうに 5 cm 離れているのも大きいほうに 5 cm 離れているのも，バラツキの大きさとしては同じなので，偏差の大きさの平均を計算するときはプラス・マイナスを外すのが自然であろう．絶対値をとって平均することも考えられるが，一番ふつうに行われているのは偏差の二乗 $(X-\mu)^2$ を平均すること，つまり，偏差の二乗の期待値 $E((X-\mu)^2)$ を求めることである．先ほど標本の偏差のところで説明した分散とほとんど同じ定義だが（どこが違うか注意しよう⇒［答］引くのは $\bar{x}$ でなく μ），この場合は母集団の分散なので**母分散**と呼び σ^2 で表す．また，その平方根 σ を**母標準偏差**と呼んでいる[*1]．分散は変量を二乗しているので，例えば変量の単

位が cm の場合，単位は cm^2 になるが，標準偏差の単位は変量と同じく cm で，偏差の一種の平均になっている．

2) 母分散の計算式（中級）　母分散の定義から，離散変量の場合，連続変量の場合の母分散の計算式をそれぞれ求めておこう．離散変量の場合は，とりうる値を x_i，その確率を p_i，母平均を μ とすると，分散は偏差の二乗の期待値なので，

$$\sigma^2 = E((X-\mu)^2) = \sum_i p_i(x_i-\mu)^2 \qquad (7.1)$$

となる．連続変量の場合は，期待値を求めたい統計量に確率密度関数をかけて積分するという，期待値の定義(6.5)から以下のようになる．

$$\sigma^2 = E((X-\mu)^2) = \int_{-\infty}^{\infty} (x-\mu)^2 f(x)dx \qquad (7.2)$$

[1) 標準偏差は「偏差の二乗の平均」（＝分散）の平方根である．「標準」という言葉は，通常は単位を1に変換することを意味するので，「標準」偏差という用語は不適切だが，日本語でも英語でも不適切なまま定着している．

> Note　第10講で説明する正規分布は，母平均と母分散という2つの母数で分布が完全に決まる．そのためもあり，偏差の代表値は絶対値の平均でなく二乗の平均のほうが，数学的な扱いや解釈がしやすい．

d. 標本のバラツキの指標 ― 分布が左右対称な場合 ―

さて，母集団の分散を定義したので，再び標本に戻って，その分散を計算してみよう．母集団の場合の分散の定義から，各標本値 x_i と母平均 μ の差の二乗の平均を計算すればよさそうだが（実際，その計算ができれば完璧），残念ながら母平均 μ は通常未知である．では，母平均 μ を標本平均 $\bar{x}$ で置き換えた以下の式はどうだろうか．

$$s^2 = \frac{(x_1-\bar{x})^2+(x_2-\bar{x})^2+\cdots+(x_n-\bar{x})^2}{n} = \frac{1}{n}\sum_{k=1}^n (x_k-\bar{x})^2$$

覚えている人もいると思うが，この式はこの講の前半の「範囲と偏差」の節で考えた式である．標本の分散の定義としては問題がなさそうだが，この式の期待値を計算すると母分散と一致せず，次のように少しだけ小さくなる：

$$E(s^2) = \frac{n-1}{n}\sigma^2$$

標本分散の定義として完全にみえる s^2 の期待値が母分散 σ^2 と一致しないのは不思議に思えるが，一見奇妙にみえるこの現象は，偏差を求める際に本当の平均 μ でなく標本平均 $\bar{x}$ を代わりに使ったことにその原因がある．その点を加味して n でなく $(n-1)$ で割った式は期待値が母分散 σ^2 と一致するので**不偏分散**と呼ばれ，通常，標本分散の定義としては以下の式が使われる[*1,2]．

$$\hat{\sigma}^2 = \frac{(x_1-\bar{x})^2+(x_2-\bar{x})^2+\cdots+(x_n-\bar{x})^2}{n-1} = \frac{1}{n-1}\sum_{k=1}^{n}(x_k-\bar{x})^2 \qquad (7.3)$$

「不偏」というのは，統計量（この場合は $\hat{\sigma}^2$）の期待値が，推定したい母数（この場合は母分散 σ^2）と一致する，という意味である[*3]．また，不偏分散の平方根 $\hat{\sigma}$ を**標本標準偏差**と呼んでいる．なお，$\hat{\sigma}$ は「シグマハット」と読む．

[*1] なぜ $(n-1)$ で割るとちょうどよいかは，付録 c 節に示した．
[*2] 不偏分散の表記は本によってバラバラで，V, $\hat{\sigma}^2$, s^2, u^2 などが用いられているが，この本では s^2 の定義を優先して「$\hat{\sigma}^2$」を用いた．なお，s は standard deviation（標準偏差）の最初の文字，σ は s のギリシャ文字である．
[*3] 不偏分散 $\hat{\sigma}^2$ の期待値は母分散 σ^2 に一致するが，その平方根 $\hat{\sigma}$ の期待値は残念ながらわずかに母標準偏差 σ に一致しない．

e. 標本のバラツキの指標 ― 分布が対称でない場合 ―

　分布が左右対称なときは，標本標準偏差 $\hat{\sigma}$ がバラツキのよい指標になる．一方，図 5.3 や図 7.1 のように分布が非対称な場合は，そもそも平均値が代表値の指標として適切ではなかった．では分布が非対称のときは，どんな指標が適当だろうか．すでに説明したように，分布が非対称のときは中央値（標本値を大きさの順に並べたときのちょうど順位が中央の標本の値）が分布の代表値としてよい指標であった．同じように，標本の大きさの順位を活用するとバラツキの指標もつくれそうである．

　分布の広がり具合の指標としてよく使われているのは，下から数えた順位がちょうど全体の 4 分の 1 番目と 4 分の 3 番目の標本の値で，それぞれ下位 25% 点，上位 25% 点と呼ばれている（下位 5% 点と上位 5% 点が使われることもある．なお，「下位」は省略することがある）．下位 25% 点，中央値，上位 25% 点は，標本を大きさの順にちょうど 4 等分するので**四分位点**（quartile）と言う．

また，下位25%点と上位25%点の差を**四分位範囲**と呼んでいる．範囲は最大値と最小値の差なので，たった2個の標本の値しか使っていない上，外れ値があると値が大きく変わってしまう欠点があるが，四分位範囲はそのような欠点がなく，分布が非対称の場合の標本のバラツキのよい指標になる．

以上のような標本の分布の基本的な特徴（代表値とバラツキ）を視覚的に表現するのが，図7.3の

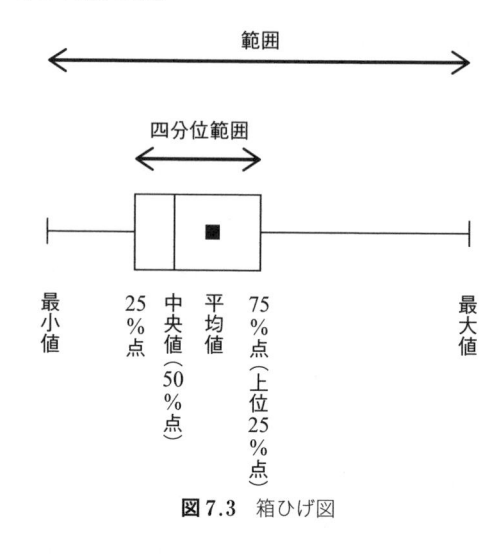

図7.3 箱ひげ図

箱ひげ図（box plot）である．左右のヒゲは，外れ値を除いた最小値と最大値を表している．また，箱の左右と中の3本の線は下位，上位の25%点と中央値を表している．箱の中の■は平均値である．なお，外れ値があるときは，その値を点で記入する．

f. 標本データの集計例

表7.1は，標本の分布の特徴を要約する統計量をまとめたものである．また，表7.2は代表的な指標に使われる記号を，標本と母集団別にまとめたものであ

表7.1 標本の分布の特徴を要約する代表的な統計量

位置	平均値，中央値，最頻値
バラツキ	分散（または標準偏差），範囲，四分位範囲

表7.2 分布の特徴の指標の名称と記号

標本		母集団	
標本平均	$m, \bar{x}$	母平均	μ
標本分散	$V, \hat{\sigma}^2, s^2, u^2$	母分散	σ^2
標本標準偏差	$\sqrt{V}, \hat{\sigma}, s, u$	母標準偏差	σ

表7.3 標本集計結果の表示例

	Group A	Group B
Patients (n)	9	69
Gender (M/F)	6/3	43/26
Age (yr)	51 (12-63)	52 (12-68)
Body weight (kg)	63.2 [4.3]	60.7 [5.5]

Values are expressed as median (range) or mean [SD].

る．
　表7.3は，英文学術誌に掲載された，患者の基礎データの集計結果の例である．2行目は各群の標本数，3行目は男女の内訳（質的データ），4行目は年齢（歳）の中央値と範囲，5行目は体重（kg）の平均値と標準偏差である．連続量のデータの場合は，最後の行のように平均値と標準偏差を記すことが多いが，年齢は左右対称な分布ではなかったので中央値と範囲が使われている．

確認問題1　用　語

1. 測定値を小さい順に並べたとき，ちょうど真ん中にくる値を [A] と呼ぶ．
2. 標本や確率分布でもっとも頻繁に出現する値を [B] と呼ぶ．
3. 変量の値と母平均の差を [C] という．
4. [C] の2乗の平均値を [D] と呼ぶ．
5. 統計学では [E] の値を σ^2 で表し，その平方根 σ を [F] と呼んでいる．
6. 分布が非対称な場合は，バラツキの指標としては [G] や [H] が用いられる．

確認問題2　標本の整理方法

1. データに [a] ミスや [b] ミスがないか，入念にチェックする．
2. [c] を作成し [d] を描き，分布が [e] かどうかなど分布の形を調べる．

3. 標本の［ f ］の指標を計算する．分布が左右対称な場合は［ g ］，そうでない場合は［ h ］が第一選択肢になる．
4. 標本のバラツキの指標を計算する．分布が左右対称な場合は［ i ］が第一選択肢になる．分布が歪んでいる場合は次の選択肢がある．
   ①対数変換のような変数変換により左右対称な分布が得られるときは，変換をした上で［ i ］を計算する．
   ②［ j ］や［ k ］を求める．

【答1】　A. 中央値（median）　B. 最頻値（mode）　C. 偏差　D. 分散　E. 母分散　F. 母標準偏差　G. 範囲　H. 四分位範囲
【答2】　a. 測定　b. 記入　c. 度数分布表　d. ヒストグラム　e. 左右対称　f. 位置，代表値　g. 平均値　h. 中央値　i. 不偏分散，標本標準偏差　j. 範囲　k. 四分位範囲

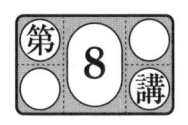

第8講 統計的な問題とは
― 母集団について知るとは？ ―

Q 標本の集計が終わったら，次は何をすればよいのですか．

A 調査の目的に合わせて，統計学的な検討を行います．実際に知りたいのは母集団についてですが，「標本の分布＝母集団の分布」とはならず食い違いが起こります．違いが起こる理由はさまざまですが，偶然の作用と考えて数学的に扱うことができます（もちろん，標本が無作為に選ばれていることが条件ですが）．そこで，確率論を使って，標本から母集団について何が言えるかを考えていくのが次のステップです．

a. 質的変量の統計的問題

標本の整理の方法の基本を学んだところで，「統計的方法」を使って知りたいことは何なのか，また典型的な問題にはどのようなものがあるかを整理しておこう．第1～3講で述べたように，統計的方法は確率論を武器として標本から母集団について知るための手法である．では，「母集団について知る」というのは具体的にはどういうことであろうか．質的変量と量的変量の場合に分けて考えていくが，前者は単純である．

> 質的変量の場合は，知りたいのは各カテゴリに属している成員の割合

例えば，第1講の問1でとりあげた視聴率の例であれば，
その番組を見ていた世帯の割合：p
その番組を見ていなかった世帯の割合：q

が知りたいことのすべてである．母集団全体における割合が問題なのであって，特定の世帯が視聴していたかどうかを知りたいわけではないことに注意しよう．

なお，視聴率のように変量が2値（2つの値のどちらかしかとらない）の場合，$p+q=1$なのでpかqのどちらかについてわかれば十分である．したがって，pについて知るのが問題であると言い換えることができる．つまり，問題自体は実に単純である．

b． 量的変量の統計的問題

では，連続変量の場合はどうであろうか．例えば身長であれば，「母集団の身長の分布」がわかれば身長についてはすべてがわかる．統計学の用語で言えば，母集団の確率密度関数がわかれば十分である．もちろん，特定の成員の身長が何cmであるかは興味の対象外である．身長の平均値やバラツキなどの母集団の指標は，分布がわかれば計算できるので，母集団について知るとは変量の母集団の分布を知ることと言い換えることができる．

しかし，分布について知るとなると，具体的にはいったい何をどうやって求めたらよいか，とまどうかもしれない．そこで，図6.3の三角形の確率分布を思い出してみよう．この分布は中心の値をμ，底辺の幅をδ（＝範囲）とすればμとδで一意に定まる．したがって，μとδというたった2つの量がわかれば母集団の分布は完全にわかる．このような，母集団の確率密度関数を特徴づける量を**母数**と呼び，ギリシャ文字で記すことは第6講と第7講で学んだ通りである．

もちろん，母集団の分布の形は三角形ではなく，図6.2の身長の分布のような滑らかな関数で表されるのかもしれない．この型の関数については第10講で詳しく学ぶが，平均値μと標準偏差σという2つの母数で曲線の形が完全に決まることが知られているので，やはり母数がわかれば分布を知ることができる．

> 連続量の変量の場合，「母集団について知る」という問題は，
> ・母集団の分布の型（種類）を知る
> ・その母数を知る
> という2つの問題に置き換えることができる．

c. 推定と検定

では，分布の型（種類）が同定できたとして，母数について知るとはどういうことだろうか．質的変量の場合は，視聴率を例にとると，統計的方法を適用した結果得られる典型的な結論としては，以下のようなものがある[*1]．
- もっとも可能性の高い視聴率は12%である
- 視聴率の信頼率95%の信頼区間は9.5〜14.9%である
- 関東地方の視聴率は関西地方より高いと，ある種の確率のもとで言える

連続変量の場合は，身長を例にとると，
- もっとも可能性の高い平均身長は165 cmである
- 平均身長の信頼率95%の信頼区間は160〜170 cmである
- 10年前の平均身長は165 cmであったが今はそれより高いと，ある種の確率のもとで言える

というような命題が対応する[*2]．順に，**点推定**，**区間推定**，**仮説検定**と呼ばれる．このように統計学では，母数について知るという問題は，ほとんどの場合，
- 点推定：その母数の，もっとも可能性の高い値を求める問題
- 区間推定：「ある区間の中に母数の値がある」と一定の確率で言えるような区間を求める問題
- 仮説検定：その母数が，ある特定の値（例えば別の群の平均値）と等しいかどうかを判定する問題

のどれかに置き換えて論じられる．点推定は得られる情報量が少ないので，実際には区間推定と仮説検定が使われることが多い．両者によって得られる結論には密接な関係があるが，それぞれ独自の考え方に基づいて結論が導かれるため，手法の適用や結果の解釈にあたっては，それぞれ異なる注意が必要である．

区間推定と仮説検定の原理は統計学の基本中の基本だが，仮説検定に関しては誤解が多く，実際に発表されている研究論文でも単純な間違いが珍しくない．その理由としては，1つは仮説検定自体がわかりやすい論理で組み立てられているわけではないこと，またそのためもあって仮説検定の背後にある基本的な考えを十分に理解しないまま，統計ソフトの出力結果をそのまま発表している研究者が珍しくないことなどが考えられる．

以上のような背景をふまえ，以下の講では，区間推定と仮説検定の代表的な手

法を学習しながら，合わせて区間推定と仮説検定の基本的な原理について理解を深めることを目指していく[*3]．

[*1] 視聴率の場合は，割合 p により分布が完全に決まるので p も母数である．通常，母数はギリシャ文字を使うが p は例外である．

[*2] 標本の大きさが数十個しかない場合は，標本だけから変量の分布型を同定することは難しい．その場合は，原則として中央値のような，分布型によらず意味のある母数について論じる．なお，その変量の分布について過去の研究からすでに知見がある場合は，その知識を活用してよい．

[*3] ここで挙げた問題は，個々の変量に注目した場合である．2つの変量の関係，例えば運動の量と血圧の関係を知りたいという場合もある．

確認問題

1. 統計的方法とは［ A ］から［ B ］について知るための方法である．
2. 連続変量の場合，［ B ］について知るとは［ C ］を知ることに他ならない．
3. ［ C ］について知るとは，［ D ］の型とその［ E ］を知ることである．
4. 典型的な統計的問題には，［ F ］，［ G ］，［ H ］がある．

【答】 A．標本　B．母集団　C．母集団の変量の分布　D．分布，確率密度関数　E．母数　F．点推定　G．区間推定　H．仮説検定

第9講 重要な確率分布(1)
一 様 分 布
―乱数の役割―

Q: 一様分布の具体的なイメージがつかめません．一体，何の役に立つのですか．

A: サイコロの目のように，ある決まった範囲の数をどれも同じ確率でとるような確率分布を一様分布，一様分布に従う確率変数を一様乱数と言います．コンピュータでつくり出した一様乱数は，無作為標本抽出を実際に行うのに役に立ちます．また，他にも重要な役割があります．統計学を構築していく際に，例えば標本分散の分布などは，理論的な計算では求められない場合があります．そのようなときに，強力な武器になるのが乱数を使ったコンピュータ・シミュレーションです．

ここまで，
- 標本の選び方
- 研究のデザイン
- 変量の種類
- 標本の整理方法と標本の特徴の指標
- 母集団の表記方法
- 統計的問題の基本的な構造

について話をしてきた．そろそろ具体的な問題の解き方に入りたいところだが，あと1つだけ準備が必要である．それは，母集団の代表的な分布の性質に親しんでおくことである．母集団の分布の中でも，

- 一様分布（サイコロの目のように，ある範囲の数をどれも同じ確率でとる分布）
- 2項分布（サイコロを10回振ったときに，1の目が出る回数の分布）

・正規分布（身長のように平均的な値の人が多い，山型の連続分布）
の3つは特に重要な役割を担っている．逆に言うと，これらの分布に習熟しておくと基本的な統計的手法に対して直感的な見通しをもてるようになる．そこで，以下の講ではそれぞれの分布についてポイントを絞って説明をしていこう．

a．一様分布（離散変数の場合）

サイコロを振った場合を考えてみよう．出た目の数を X とすると，結果は $1 \sim 6$ までの6通りなので X は離散変数である．ふつうのサイコロであればそれぞれの目が出る確率はいずれも $1/6$ と考えて差し支えないだろう[*1]．このように確率変数が離散的な値をとり，かつ，どの値をとる確率も等しい分布を**離散一様分布**と言う．

【問1】 サイコロの目 X の確率分布を図に描いてみよう．次に，分布の図を見て，X の平均と標準偏差がどれくらいの値になるか推測してみよう．最後に，平均と標準偏差を定義に沿って計算し，自分の推測が合っていたか確認しよう．

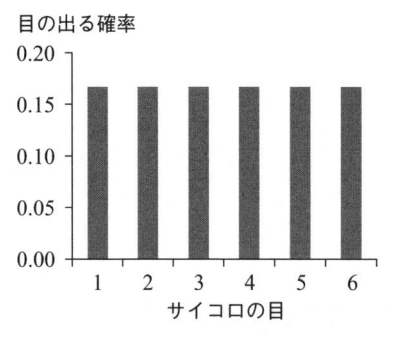

図9.1 サイコロの目の確率分布

サイコロの目の確率分布は表6.1に記したが，図にすると図9.1のようになる．

平均 μ は3と4の中間なので計算するまでもなく3.5だが，念のために確かめると，

$$\mu = \frac{1+2+3+4+5+6}{6} = \frac{21}{6} = 3.5$$

分散 σ^2 は，今求めた平均 μ の値を使って定義から以下のように計算できる．

$$\sigma^2 = \frac{1}{6}\{(1-\mu)^2+(2-\mu)^2+(3-\mu)^2+(4-\mu)^2+(5-\mu)^2+(6-\mu)^2\} = 2.9166\cdots$$

標準偏差 σ は分散の平方根なので $\sigma \fallingdotseq 1.71$ となる．もし予想が外れたときは，第 7 講 c, d 節の分散と標準偏差の定義を復習しよう．

[*1] 確率を定義するのは意外と難しい．サイコロの目の場合は，経験でなく思考に基づいて確率を 1/6 と決めている【大村，2002a】．

b. 一様分布（連続変数の場合）

電車が 6 分おきに出ているとする．自分が駅に到着する時間はランダムだとすると，待ち時間 t はどのような分布になるだろうか．

【問 2】 t の確率密度関数を求めよう．また，t の分布を図に描いてみよう．

待ち時間は 0 分以上 6 分未満で，その間のどの時間もとる可能性があるので，t は連続な確率変数である．t の範囲は 6 で，その中のどの値をとる確率も同じと考えられるので，確率密度関数は，

$$f(t) = \frac{1}{6} \quad (0 \leq t < 6)$$

となる．したがって，t の分布のグラフは図 9.2 のように高さが一定になる．

図 9.2 のように，どの値をとる確率も等しい連続分布を**連続一様分布**，または単に一様分布と呼んでいる．一様分布に従う確率変数を**一様乱数**と呼ぶ．乱数というのは，とりうる値の範囲が決まっていることを除いて，どんな値をとるかまったく規則性のない変数，または数値の列のことである[*1]．具体的な乱数の数列を計算することを，

乱数をつくる，乱数を生成する，乱数を発生させる

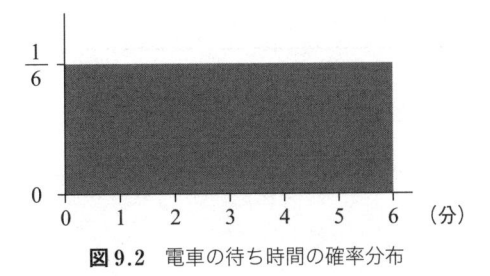

図 9.2 電車の待ち時間の確率分布

などと言う．定義通りの完全な一様乱数をつくるのは難しいが，ほぼ一様乱数とみなせる疑似乱数を計算する方法はいろいろあり，統計ソフトや表計算ソフトは疑似乱数を発生させる関数をもっている．例えば，多くの表計算ソフトは

$$=\mathrm{RAND}(\ )$$

と指定すると，0以上1未満の一様乱数を計算してくれる[*2)]．

[*1)] 一様分布でなく正規分布【⇒第10講】に従う正規乱数も，利用範囲が広くよく使われる．
[*2)] 統計的な計算に関しては，定番のソフトだからといって関数の信頼性が高いとは限らない．どんな手法で計算しているのかを確かめてから利用するようにしたい．

c．乱数の役割

乱数は，無作為標本抽出を行う際に，どの対象を標本として選ぶかを決めるのに使うことができる．例えば，1,000世帯からランダムに100世帯を抽出したいときは，1世帯ごとに1回，計1,000回乱数を発生させ，その値が小さいほうから100世帯を選べば，公平なクジを引いたのと同じことになり，無作為標本抽出を実現できる．

乱数はまた，さまざまな変量や統計量の分布を計算する際，理論的な計算が困難な場合に計算手段として用いることができる．例えば，一様乱数を2個足した量がどのような分布に従うか理論的に計算できないときは，一様乱数を2個発生させてその和を調べるという操作を1万回ほど繰り返すと，分布の形や平均，分散などをかなり正確に知ることができる（理論的には図6.3の分布になる）．

乱数を使った計算方法を**モンテカルロ・シミュレーション**と呼び，統計学や工学で理論解を求めることができない問題に対する重要な計算手段になっている

例を挙げよう．

【問3】 X は区間 $[0, 1)$ の値をとる一様乱数とする．X の平均と分散を計算せよ．

	A	B	C	D
1	=RAND()-0.5	=A1*A1	=AVERAGE(B1:B10000)	0.0837688842
2	=RAND()-0.5	=A2*A2		
3	=RAND()-0.5	=A3*A3		
4	=RAND()-0.5	=A4*A4		
⋮				
9999	=RAND()-0.5	=A9999*A9999		
10000	=RAND()-0.5	=A10000*A10000		

図9.3 一様乱数を使った計算の例（OpenOffice Calcを使用）セル内は実際には計算結果が表示される．

Xの確率密度関数を$p(x)$とすると，

$$p(x)=1.0 \quad (0 \leq x < 1)$$

Xの平均値は$1/2$である．分散は偏差の二乗の期待値

$$E\left(\left(X-\frac{1}{2}\right)^2\right)$$

なので，連続な場合の期待値の定義から以下のように計算できる．

$$X \text{の分散} = \int_0^1 \left(x-\frac{1}{2}\right)^2 p(x)\,dx = \int_0^1 \left(x-\frac{1}{2}\right)^2 dx$$

$$= \int_0^1 \left(x^2-x+\frac{1}{4}\right) dx = \left[\frac{x^3}{3}-\frac{x^2}{2}+\frac{x}{4}\right]_0^1 = \frac{1}{12}$$

この計算は表計算ソフトウェアを使って，モンテカルロ・シミュレーションで近似値を求めることもできる．具体的には，[0, 1)の一様乱数を発生させるRAND関数を使って，乱数から0.5を引いた値「RAND( )-0.5」の二乗の平均値を計算すればよい．図9.3は10,000回，一様乱数を発生させて計算した例であるが，結果（D1のセル）は$1/12=0.0833$にかなり近い．

確認問題

どの値をとる確率も等しい分布を[A]と言い，[A]をする確率変数を[B]と言う．[B]を使って無作為標本抽出を実現できる．[B]を利用したシミュレーションを[C]と言い，分布の計算などで理論的に解くのが困難な場合に役立つ．

【答】 A. 一様分布　B. 一様乱数　C. モンテカルロ・シミュレーション

第10講

重要な確率分布(2)
標準正規分布
― 何を覚えればよいの？ ―

Q 標準正規分布の標準とはどんな意味ですか．また，標準正規分布については何を覚えておけばよいですか．

A 一般に，基本となる単位を1にすることを標準化または基準化と言いますが，統計学では標準偏差が1の変数に変換することを標準化と呼んでいます．標準正規分布とは，<u>標準偏差が1，平均が0の正規分布</u>のことです．およその値を覚えておくと役に立つのは，「<u>-1.96〜1.96 に全体の 95% が入る</u>」「<u>-3〜3 に全体の 99.7% が入る</u>」といった代表的な数値です．標準正規分布の確率密度関数の式は，難しいと感じるときは無理に覚える必要はありませんが，理解はしておかないと後で不便をします．

a. サイコロの目の和の分布

サイコロを1個振ったとき出る目の数は一様分布をすると考えられるが，サイコロを2個振ったとき，出る目の和はどうであろうか？ 確率分布を求めて，図に描いてみよう．中学生の教科書にならって，サイコロ2個の目の和を一覧にすると表10.1のようになる．

場合の数は全部で36通りあるが，それぞれの場合が起こる確率は等しく1/36と考えられるので，表10.1をもとに目の和の分布を計算すると表10.2のようになる．また，確率分布を図に描くと図10.1左のように左右対称な三角形になる．

では，サイコロを3個振ったときは，どうなるだろうか．サイコロが3個の場合は，目の和の最小値は3，最大値は18，場合の数は全部で216になる．それぞれの目が出る確率を計算していくと，図10.1右のような分布が得られる．

a. サイコロの目の和の分布

表 10.1 2 個のサイコロの目の和

1番目のサイコロの目

2番目のサイコロの目	1	2	3	4	5	6
1	2	3	4	5	6	7
2	3	4	5	6	7	8
3	4	5	6	7	8	9
4	5	6	7	8	9	10
5	6	7	8	9	10	11
6	7	8	9	10	11	12

表 10.2 2 個のサイコロの目の和の確率分布

目の和	2	3	4	5	6	7	8	9	10	11	12
確率	$\frac{1}{36}$	$\frac{2}{36}$	$\frac{3}{36}$	$\frac{4}{36}$	$\frac{5}{36}$	$\frac{6}{36}$	$\frac{5}{36}$	$\frac{4}{36}$	$\frac{3}{36}$	$\frac{2}{36}$	$\frac{1}{36}$

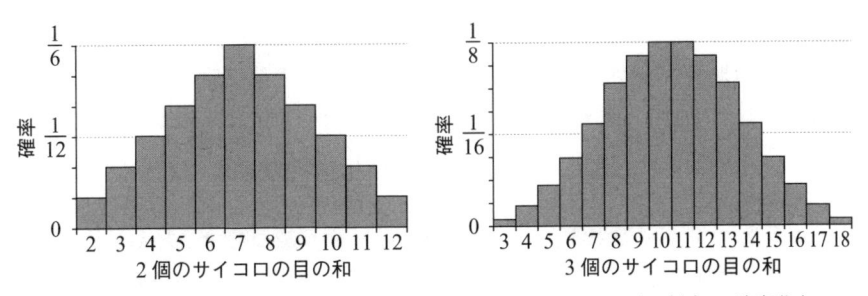

図 10.1 2 個のサイコロの目の和（左）と 3 個のサイコロの目の和（右）の確率分布

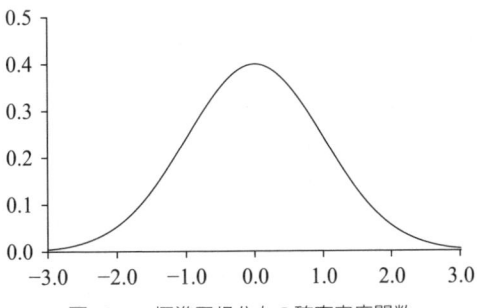

図 10.2 標準正規分布の確率密度関数

2個の場合と比べると，頂上部分がなだらかに変化していることがわかる．同じようにサイコロの数を4個，5個と増やしていくと，その和の確率分布は次第に図10.2のような，**正規分布**（normal distribution）と呼ばれるベル型の滑らかな形状の分布に近づいていく．

b． 正規分布と中心極限定理

次にサイコロの目のような離散一様分布ではなく，1個1個の変量が連続一様分布に従う場合を考えてみよう．

【問1】 $X_1, X_2, \ldots, X_{12}$ は区間 $[0, 1)$ の値をとる一様乱数とする．このとき
$$Y = X_1 + X_2 + \cdots + X_{12}$$
の期待値（＝母平均）と分散を計算してみよう．

まず Y の期待値だが，変量の和の期待値は各変量の期待値の和であったことを思い出すと【⇒第6講f節】，$X_1, \ldots, X_{12}$ のそれぞれの期待値は1/2なので
$$Y \text{の期待値} = \frac{1}{2} + \frac{1}{2} + \cdots + \frac{1}{2} = \frac{1}{2} \times 12 = 6$$
となる．次に Y の分散だが，$X_1, \ldots, X_{12}$ は一様乱数なので，どんな値をとるかはお互いに独立である．第12講で紹介するが，このとき Y の分散はそれぞれの変量 X_i の分散の和になることが知られている．この性質を利用すると，第9講c節で計算したように X_i の分散は1/12であったから，
$$Y \text{の分散} = \frac{1}{12} + \frac{1}{12} + \cdots + \frac{1}{12} = \frac{1}{12} \times 12 = 1$$
となる．つまり Y の平均値は6，分散は1になる．そこで，
$$Z = Y - 6$$
という確率変数を考えると，その期待値は $6-6=0$，分散は Y と同じので1になる．図10.2は，Z の分布をグラフに描いたもので，左右対称のきれいなベル型である．不思議なことに，どんな分布であってもその和の分布は，サイコロの目の和や一様乱数の和と同様に正規分布に近づくという性質がある．

> どんな分布に従う変量であっても，n個をランダムに取り出した場合，その和や平均の分布はnが大きくなると正規分布に限りなく近づく

この法則は，数学的な証明が可能で**中心極限定理**と呼ばれている．どんな分布でも，何個か標本の平均または和をとれば同じ型の分布になるという点が実に強力である．このことが具体的にどう役立つか（また，この法則ではどんな場合に不足か）は少しずつ見ていくとして，まず正規分布の基本的な性質を勉強しよう．

c. 標準正規分布（中級）

1) 標準正規分布の定義　正規分布の中でも平均が0，分散が1の分布は**標準正規分布**と呼ばれ大活躍をするので，その性質を詳しく見ていこう．確率密度関数を式で書くと以下のようになる．

$$f(x) = \frac{1}{\sqrt{2\pi}} e^{-\frac{x^2}{2}} \quad (-\infty < x < \infty) \tag{10.1}$$

高校数学ではあまり見かけない形の式だが，$f(x)$のグラフはどんな形になるか考えてみよう．ここで，πは円周率$3.1416\cdots$，eはネイピア数（自然対数の底）で約2.7183である．ともに，この世界の成り立ちと深い関わりをもつ重要な定数である．e^{-a}はe^aの逆数であるから

$$f(x) = \frac{1}{\sqrt{2\pi} \, e^{\frac{x^2}{2}}}$$

と書き直せるので，分母の中の$e^{\frac{x^2}{2}}$がどんなグラフになるかを考えるとよい．以下に式の形からわかる$f(x)$の性質を挙げてみる．

・指数関数の中はx^2の関数になっているのでy軸を中心に対称である
・$x \to \pm\infty$のとき，分母は無限大に近づくので$f(x)$は0に近づく
・$f(0) = \frac{1}{\sqrt{2\pi}} \fallingdotseq \frac{1}{\sqrt{6.28}} \fallingdotseq \frac{1}{2.5} = 0.4$

表計算ソフトの扱いに慣れていたらグラフを描いてみるとよい．図10.2が標準正規分布のグラフだが，0を中心に対称な山形をしており，±3で高さはほぼゼロになる．また，累積分布関数は図10.3のようになる．

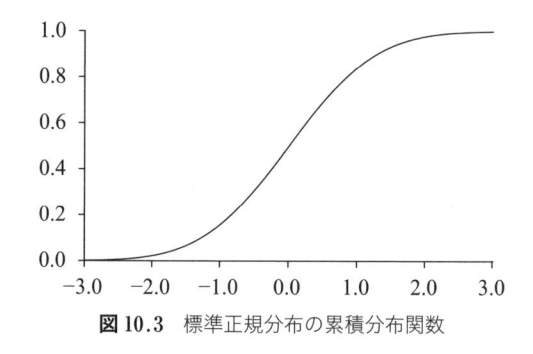

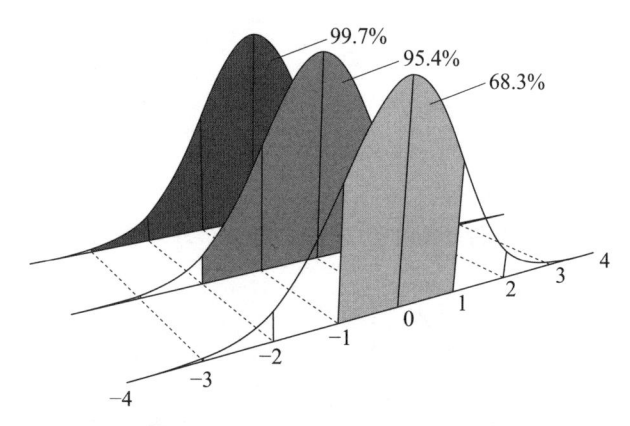

2) 標準正規分布の性質　　標準正規分布の基本的な性質を挙げておこう．

> ・平均 μ は 0，標準偏差 σ は 1
> ・$-1 \sim 1$ に全体の 68.3% が入る
> ・$-2 \sim 2$ に全体の 95.4% が入る
> ・$-3 \sim 3$ に全体の 99.7% が入る

図 10.4 は，その様子を描いたものである．この 3 つの数値を覚えておくと，いろんな現象を判断するときに役に立つので，少なくとも上 2 桁は覚えておきたい．

上では区間の両端が ± 1，± 2，± 3 の場合について述べたが，一般的な値の場合にどういう確率になるかを計算するのに使われるのが，付表 1 の標準正規分布

図 10.3　標準正規分布の累積分布関数

図 10.4　標準正規分布の基本的な性質

表である．この表は，0〜Zに全体のうちどれくらいが含まれているか，つまり

$$P(0 \leq X \leq Z) = = \int_0^Z f(x)dx \qquad (10.2)$$

を計算してまとめたものである．累積分布関数とは面積を計算する範囲が異なっていることに注意しよう．累積分布関数は $-\infty$〜Z の範囲に全体のどれくらいが含まれているかだったが，標準正規分布表の値は 0〜Z の範囲に全体のどれくらいが含まれているかなので，累積分布関数の値から 0.5 を引いた値になる．

正規分布の場合，平均 μ と標準偏差 σ がどんな値でも，平均 μ と平均 μ から**標準偏差 σ の Z 倍離れた点**で囲まれる区間 $[\mu, \mu+Z\sigma]$ に含まれる割合は等しいという性質がある．例えば，$[\mu, \mu+2\sigma]$ に含まれる割合は，μ と σ がどんな値でも 47.7% である．この性質を使うと，一般の正規分布についても，標準正規分布表を利用して任意の区間に含まれる割合を計算することができる．

> [Note] 統計の計算はコンピュータを使うので，正規分布表のような一覧表のお世話になることは少ないと思うかも知れないが，簡単な計算をするときはコンピュータを使うより表を引くほうが時間が早い．また，表を利用すると，実際の現象を理解するときにもっとも重要な統計学的な直感を養うことができるので，正規分布表の使い方は充分に練習しておこう．

3) 標準正規分布表の読み方　付表 1 の標準正規分布表では，縦は Z の値の小数点 1 桁目までを，そして横は小数点 2 桁目を表している．したがって，

・$Z=1.00$ に対する値は最左列が 1.0 の行の一番左のセルを読んで「0.3413」
・$Z=1.09$ に対する値は最左列が 1.0 の行の一番右のセルを読んで「0.3621」

となる．なお，区間 $[-1, 1]$ の曲線下の面積は 0.3413 の 2 倍なので 0.6826，つまり先ほど説明した「-1〜1 に全体の 68.3% が入る」が確認できる．

確認問題

標準正規分布表を使って以下の値を求めよ．

① $Z=2.0$ に対する値
② $[-2, 2]$ の区間の面積
③ $Z=3.0$ に対する値
④ $[-3, 3]$ の区間の面積
⑤ 値が 0.45 になる Z
⑥ 値が 0.475 になる Z
⑦ 値が 0.495 になる Z

> **Note** 表の値は実際の値を四捨五入したものなので，2倍したときは有効桁を1つ減らした．また，ぴったりの値のセルがないときは，両隣のセルから計算した．⑤⑥⑦をもとに全体の90%，95%，99%になる範囲を計算して，上3桁を覚えておくと，後でとても役に立つ．
>
> > $-1.64 \sim 1.64$ に全体の 90% が入る
> > $-1.96 \sim 1.96$ に全体の 95% が入る
> > $-2.58 \sim 2.58$ に全体の 99% が入る
>
> この3つの数値と先ほどの3つの数値は，いろいろな現象を眺めたときに直感で判断するのに役に立つ．なお，この6つの数値の中で一番出番が多いのは「1.96」なので，少なくともこれだけはここで覚えてしまおう．

【答】 ① 0.4772 ② 0.954 ③ 0.4987 ④ 0.997 ⑤ $Z=1.645$（正確には 1.64485） ⑥ $Z=1.96$ ⑦ $Z=2.575$（正確には 2.57583）

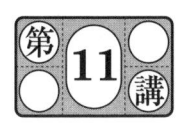

第11講 重要な確率分布(3)
一般の正規分布
— 基準化は何のため？ —

Q 標準正規分布の性質はだいたい理解しました．一般の正規分布については何を覚えておけばよいですか．

A 一般の正規分布は Z 変換と呼ばれる基準化の計算により，平均が 0, 標準偏差が 1 の標準正規分布に変換できます．基準化の計算さえ理解すれば，こわいものはありません．

a. 正規分布の基準化

標準正規分布の性質を一通り学んだところで，平均が μ，標準偏差が σ の一般の正規分布の性質を調べてみよう．確率変数 X がこの分布に従う場合，

$$X \sim N(\mu, \sigma^2) \tag{11.1}$$

と表す．N は normal distribution の頭文字，波線は左辺の確率変数が右辺の確率分布に従うという意味である．この表記方法を使うと，変量 Z が標準正規分布に従う場合，標準正規分布は平均が 0，分散が 1^2 なので以下のように表せる．

$$Z \sim N(0, 1^2) \tag{11.2}$$

第 10 講 c 節でも説明したように，正規分布では平均 μ と標準偏差 σ の値によらず，σ を単位として区間 $[\mu, \mu+Z\sigma]$ に含まれる割合は等しいという性質がある．標準正規分布は $\mu=0$, $\sigma=1$ なので，この区間を標準正規分布に対応させると，$[0, Z]$ となり，標準正規分布表で一覧にした区間になる．例えば，$[\mu, \mu+2\sigma]$ に含まれる割合と標準正規分布で区間 $[0, 2.0]$ に含まれる割合は等しく，47.7% である．

図 11.1 の左上の表は，標準正規分布に従う確率変数 Z と，平均 μ, 標準偏差

σ の正規分布に従う確率変数 X の対応を並べたものである．この関係を，一般的な場合について式で書くと，

$$X = \mu + Z\sigma \tag{11.3}$$

となる．そこで，この式を Z について解くと以下の式が得られる．

$$Z = \frac{X - \mu}{\sigma} \tag{11.4}$$

この式を使うと，X の値が与えられたとき，対応する Z の値を計算することができる．この Z の値を **Z スコア**（Z 値，Z 得点，標準化スコアともいう），この計算を **Z 変換**，Z 変換により Z スコアを求めることを**標準化**または**基準化**と呼んでいる．Z 変換は正規分布の計算では重要な役割を果たす．

用語▶▶ 標準化や基準化という用語はいろいろな意味で用いられるが，一番多いのはある変数を標準偏差で割って，標準偏差が 1 の新しい変数をつくり出すことである．Z 変換という用語も異なる意味で使われる．一番多いのは，離散的なラプラス変換（数学的な定

Z	X
0	μ
1	$\mu + \sigma$
2	$\mu + 2\sigma$
3	$\mu + 3\sigma$

X	Z
a	$z_a = \dfrac{a - \mu}{\sigma}$
b	$z_b = \dfrac{b - \mu}{\sigma}$

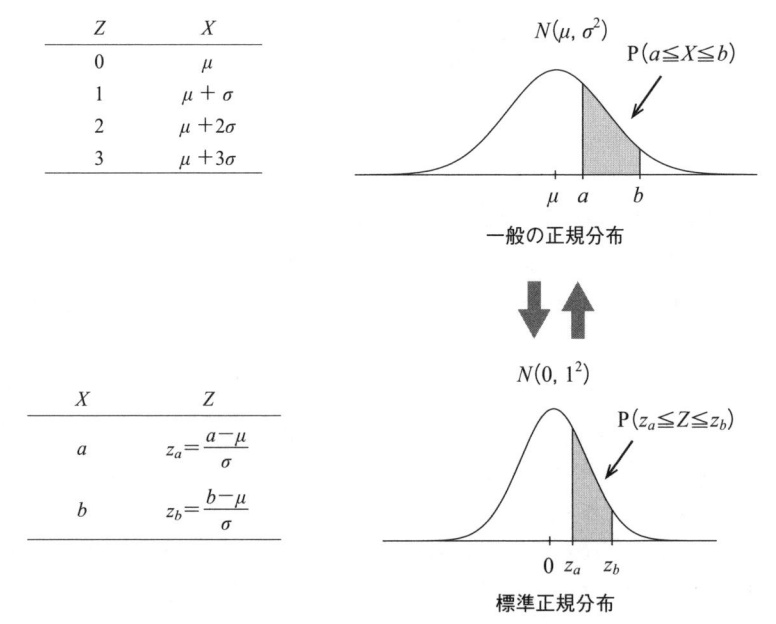

図 11.1 一般の正規分布と標準正規分布の関係

義は簡潔）のことでデジタル信号処理で使われる．統計学では，相関係数を正規分布に変換する計算を指す場合もあるが，この本では(11.4)式で定義される基準化の計算を指すことにする．

> [Note] 基準化の式がなじめない人は，
> 　　分子は X と平均 μ との差，全体はそれを標準偏差 σ で割ったものなので，
> 　　<u>Z は X が平均 μ から標準偏差 σ の何倍離れているかを表している</u>
> という点をよく考えてみるとよい．

> [Note] （中級）一般の正規分布の場合，$P(a \leq X \leq b)$ の計算は以下のように考えてもよい．$a \leq X \leq b$ の各辺から μ を引いて σ で割ると
> $$\frac{a-\mu}{\sigma} \leq \frac{X-\mu}{\sigma} \leq \frac{b-\mu}{\sigma}$$
> となる．また，$(X-\mu)/\sigma = Z$ とすると Z は X （平均は μ，標準偏差は σ）から μ を引いて σ で割っているので，平均は 0，標準偏差は 1 になる．つまり，$Z=(X-\mu)/\sigma$ は標準正規分布に従うので，一般の正規分布の場合の $a \leq X \leq b$ の確率は，以下のように右辺の標準正規分布の確率から計算できる．
> $$P(a \leq X \leq b \mid X \sim N(\mu,\ \sigma^2)) = P\left(\frac{a-\mu}{\sigma} \leq Z \leq \frac{b-\mu}{\sigma} \,\middle|\, Z \sim N(0, 1^2)\right)$$
> 図 11.1 右図は，この関係を図で表したものである．なお，上の式の P(A|B) は条件付き確率を表すので，左辺だと「変数 X が正規分布 $N(\mu,\ \sigma^2)$ に従うとき，$a \leq X \leq b$ である確率」と読む．

b. 正規分布の確率密度関数（中級）

Z は標準正規分布に従う確率変数なので，確率密度関数は(10.1)式から以下のようになる（$\exp(x)$ は e^x のことである）．

$$f(z) = \frac{1}{\sqrt{2\pi}} \exp\left(-\frac{z^2}{2}\right) \quad (-\infty < z < \infty)$$

この式の変数 z の部分を Z 変換の右式で置き換えた上，曲線下の面積が 1 になるように係数を調整すると，一般の正規分布の確率密度関数が得られる．

$$f(x) = \frac{1}{\sqrt{2\pi}\,\sigma} \exp\left(-\frac{(x-\mu)^2}{2\sigma^2}\right) \quad (-\infty < x < \infty) \tag{11.5}$$

この式はいきなり見ると複雑に見えるが，$(x-\mu)/\sigma$ の部分をひとかたまりと見

ると思ったより複雑ではないことがわかるだろう．

なお，x の標準偏差は σ なので，係数がそのままだと山型のグラフの幅は σ 倍になり，全体の面積も σ 倍になる．そこで関数の高さを $1/\sigma$ 倍することにより，全体の面積が 1 になるように係数を調整してある．

c. 一般の正規分布の基本的な性質

あらためて要点を整理しよう．まず以下の 2 つの関係が重要である．

> 正規分布の確率密度関数は，平均 μ と標準偏差 σ という 2 つの母数で形が完全に決まる

> μ と σ の値にかかわらず，区間 $[\mu, \mu+Z\sigma]$ に含まれる割合は等しい

また，標準正規分布の場合にならって，一般の正規分布の基本的な性質を並べると以下のようになる．図 10.4 を参照しながら確認しよう．

> 正規分布の平均が μ，標準偏差が σ のとき
> ・$\mu-\sigma \sim \mu+\sigma$ に全体の 68.3% が入る
> ・$\mu-2\sigma \sim \mu+2\sigma$ に全体の 95.4% が入る
> ・$\mu-3\sigma \sim \mu+3\sigma$ に全体の 99.7% が入る
> ・$\mu-1.64\sigma \sim \mu+1.64\sigma$ に全体の 90% が入る
> ・$\mu-1.96\sigma \sim \mu+1.96\sigma$ に全体の 95% が入る
> ・$\mu-2.58\sigma \sim \mu+2.58\sigma$ に全体の 99% が入る

d. 偏差値

試験の成績は，問題が良問で受験者数が多ければ，ほぼ正規分布をすると言われている（実際にはこの条件は満たされないことが多いが）．その性質を利用して，受験者群の中での相対的な順位の目安に使われるのが**偏差値**である．偏差値は，試験の得点の分布が平均値 50 点，標準偏差が 10 点の正規分布であれば何点になるかに換算した点数である．

d. 偏差値

具体的な偏差値の値は，標準正規分布 $N(0, 1^2)$，試験の点数 X の分布 $N(\mu, \sigma^2)$，偏差値の分布 $N(50, 10^2)$ の対応関係から計算することができる（試験の点数は正規分布をしていると仮定する）．表11.1は代表的な Z の値に対する換算例である．また，$X \sim N(\mu, \sigma^2)$ のときの $(-\infty, X)$ の割合（＝累積確率）を正規分布表をもとに計算すると，表の一番右の列のようになる．紙で隠して自分で計算してみよう．よい練習になる．

表11.1 偏差値と正規分布の関係

$N(0, 1^2)$	$N(\mu, \sigma^2)$	$N(50, 10^2)$	$(-\infty, X)$ の割合
2	$\mu + 2\sigma$	70	$0.5 + 0.4772 = 0.9772$
1	$\mu + \sigma$	60	$0.5 + 0.3413 = 0.8413$
0	μ	50	0.5
-1	$\mu - \sigma$	40	$0.5 - 0.3413 = 0.1587$
-2	$\mu - 2\sigma$	30	$0.5 - 0.4772 = 0.0228$

【問1】 受験者全体の成績が，平均点が50点，標準偏差が10点の正規分布だったとき，以下の人の割合を計算してみよう．
①点数が50点以下の人
②点数が40点〜60点の範囲の人
③点数が60点以上の人

このような割合の問題は，分布の図を描いて考えるとわかりやすい．X は試験の点数，Z は標準正規分布に従う確率変数とすると，以下のように計算できる．

① $P(X \leq 50) = P(Z \leq 0) = $ 　　　 $= 0.5$

② $P(40 \leq X \leq 60) = P(-1 \leq Z \leq 1) = $ 　　　 $= 0.3413 \times 2 \fallingdotseq 0.683$

③ $P(60 \leq X) = P(1 \leq Z) = $ 　　　 $= 0.5 - 0.3413 = 0.1587$

平均点が50点，標準偏差が10点の正規分布なので，偏差値の計算をしたことになる．この計算から，偏差値が60点であれば，およそ上位16%の位置にいることがわかる．

> [Note] 偏差値はそのとき受験した集団の中での相対的な位置の指標であり，それ以上でもそれ以下でもない．とても便利な指標だが，同じ試験，同じ得点でも受験者集団が変われば偏差値は変わってしまう．絶対的な評価の指標ということであれば，むしろ試験の素点のほうがふさわしいことにも気をつけておきたい．

確認問題

1. ［ A ］分布は平均を中心にベル型の左右対称の分布をしている．
2. ［ A ］分布は［ B ］と［ C ］という2つの母数で完全に表せる．
3. どんな分布をする確率変数も，それを足した量の分布は，足す個数が多くなるにつれ［ A ］分布に近づいていく．これを［ D ］定理と言う．
4. 「変量 X が平均 μ，分散 σ^2 の正規分布に従う」を数式では［ E ］と書く．
5. 平均 $\pm\sigma$ の間に全体の［ F ］%が入る．
6. 区間 $[\mu-1.96\sigma,\ \mu+1.96\sigma]$ の間に全体の［ G ］%が入る．
7. 区間 $[\mu-2.58\sigma,\ \mu+2.58\sigma]$ の間に全体の［ H ］%が入る．
8. （中級）平均が0，標準偏差が1の正規分布を［ I ］と呼び，その確率密度関数は［ J ］になる．
9. 巻末の定期試験頻出計算問題2を解いてみよう．

【答】 A. 正規 B. 母平均 C. 母標準偏差，母分散 D. 中心極限 E. $X \sim N(\mu,\ \sigma^2)$
F. 68.3 G. 95 H. 99 I. 標準正規分布 J. $\dfrac{1}{\sqrt{2\pi}}\exp\left(-\dfrac{x^2}{2}\right)$

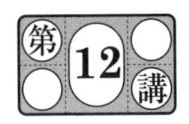

第12講 正規分布を利用した推定
—はじめての推定—

Q: 標本の測定値から母平均を推定する方法を教えて下さい．

A: 正規分布の場合，母標準偏差がわかっていれば，正規分布の基本的な性質を使って，比較的簡単に母平均の信頼区間を求めることができます．

a. 正規分布かどうかの判断

世の中にはさまざまな分布があるが，正規分布に従うと考えて計算が行われている変量は多い．しかし，試験の成績などは実際にヒストグラムを描いてみると左右対称でないことも珍しくなく，現実のデータでは正規分布に従うかどうかを事前に確認する必要がある．

いろいろな分布が，どの程度正確に正規分布に従うかを分類してみると，およそ以下のようになる．

1. 厳密に正規分布に従うと考えて問題ない
2. 計算上は正規分布に従うと考えて問題ない
3. 標本数が多くなれば正規分布に限りなく近づく

1の例としては，気体中の分子の速度の分布のような微小な物質の物理現象が挙げられる．2の例としては，ある集団の身長や体重の分布，血液検査の結果，例えば赤血球数や血中ナトリウム濃度などがある．また，対数をとると正規分布とみなせるものも少なくなく，例としては総コレステロール値やクレアチニン濃度などがある．

3の例としては，サイコロの目の和の分布が挙げられる．正規分布が統計学で特別な位置を占めているのは，同じ分布に従う変量の和の分布は，それぞれの値がお互いに独立であれば，もとの分布がどんなものであっても変量の個数が多くなれば正規分布に限りなく近づく，という中心極限定理が成り立つからである．サイコロの目の和の分布は，この中心極限定理を直接適用できる．また，後で詳しく述べるが，視聴率の分布も正規分布で近似できることが示せる．

以上の3種類のデータの中で2の場合は，統計的な解析をする前に正規分布をしているとみなせるかどうかを事前に確認する必要があるが，このとき便利な方法がある．正規分布の累積分布は図10.3のようなS字状になるが，縦軸のスケールをうまく変換すると，S字状の曲線が直線になるようにすることができる．このように縦軸を変換した用紙を**正規確率紙**と呼んでいる．この用紙の上に実際のデータから計算した累積度数（ある値以下の標本の個数）を書き込んだとき，図12.1左のように直線になれば正規分布，図12.1右のように直線でなければ正規分布でないと判断することができる．

しかし，正規確率紙も判断は目視によるので，ヒストグラムの場合と同様に見る人によって判断が異なる可能性があり，必ずしも客観的とは言えない．そこで，左右対称性を表す**歪度**（わいど）という指標と，分布の中央のとがり具合を表す**尖度**（せんど）という指標を計算して，正規分布と言えるかを統計学的に判断するという方法や，Shapiro-Wilk検定と呼ばれる判定法がとられることもある．この判断の際に使われる確率論的なロジック（統計的検定）は，この本を読み終える頃には自然に

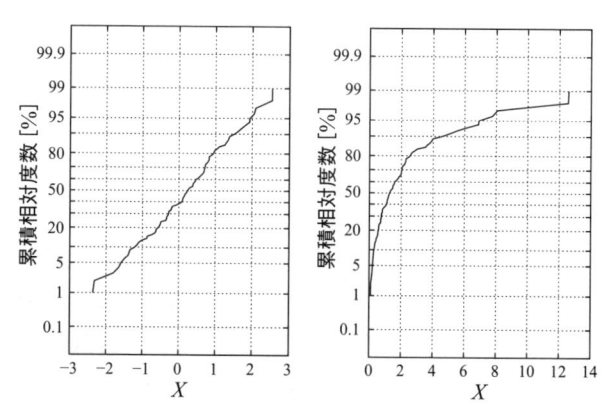

図12.1 正規確率紙

わかるようになるが，本質的な問題点がある上【⇒第 21 講】，現実には正規確率紙を使った判断で十分なことが多いので，正規性の判定の話はここまでにして，具体的なデータを使った推定の話に入ることにする．

> [Note]
> ・統計的手法の多くが，変量が正規分布をすることを前提に導かれているが，正規性の仮定が満たされなかったときに計算がどの程度狂うかは手法ごとに異なる．なお，正規性の判定は，変量が正規分布に従っているかどうかではなく，正規分布で近似しても計算上，問題ないかを判定するのが目的であることに気をつけよう．
> ・標本のサイズが小さいときは，原則として中心極限定理を根拠に正規分布に基づく方法を使ってはいけない．
> ・歪度は左右対称性の指標となる統計量，尖度は分布のとがり度と裾の広がり度を示す統計量である．偏差の k 乗の期待値，
> $$\mu_k = E((X-\mu)^k)$$
> を平均のまわりの k 次のモーメントと呼ぶが，歪度と尖度は，それぞれ 3 次モーメント，4 次モーメントをもとに次のように定義される．
> $$尖度 = \frac{\mu_3}{\sigma^3}, \quad 歪度 = \frac{\mu_4}{\sigma^4}, \text{ または } \frac{\mu_4}{\sigma^4} - 3$$
> ・標本がある型の分布に従っているかを判別する適合度検定という手法はあるが，データ数が増えると分布型が違うという結論が出やすく，使いにくい．

b. 正規分布の母平均の推定(1)

1) 信頼区間の求め方　例として身長をとりあげよう．日本では，かなり以前から年齢別に身長や体重などについて，詳しい調査が継続して行われている．その結果を見ると，身長はほぼ正規分布をしていると考えてよいことがわかっている[*1]．

第 10, 11 講では，母集団が正規分布をしており，母平均 μ と母標準偏差 σ が既知のときに，そこからランダムに取り出した標本がどのような値をとるかという問題を考えた．この講では逆に，μ や σ のような母数が未知のときに観測した標本から何が言えるかという問題を考える．つまり，これまでは母集団が既知のときに標本がどうなるかという確率論の問題を考えてきたが，この講ではいよ

よ母集団が未知のときに標本から何が言えるかという統計学の問題を考える．このとき，μ も σ も未知の場合をいきなり考えるのは難しいので，母平均 μ だけが不明という場合から考えていく．

[1] このように過去の研究結果からわかっていることを「事前情報」と呼ぶことにする．データ数が少ないときは分布の型を同定することは難しいが，事前情報があればそれを活用して，より効率のよい計算方法を選ぶことができる．

[ケース1] 標本が1個，母平均 μ は未知，母標準偏差 σ は既知の場合

20歳の身長の推移を見ると，平均値は日本の近代化とともにこの100年間で男女とも約10 cm 高くなって，今は男子は約170 cm，女子は約160 cm である．標準偏差は最近は男子が約6 cm，女子が約5 cm である．

【問1】 20歳女子の身長は正規分布をしており，標準偏差は5 cm であることがわかっているが，ある年の20歳女子の母平均 μ は完全に未知とする．このとき20歳の女子から1人をランダムに選んで身長を測ったら162 cm だったという．20歳女子の身長の母平均 μ について何が言えるだろうか？

一番もっともらしい値は何 cm かと問われれば，一番可能性が高いのは 162 cm と答える人が多いだろう[1]．しかし，これではこの推定がどの程度正しいかについて何も示していない．そこで，正規分布の性質を使って，推定の正しさを数値で表すことを考えてみよう．

測定値を X としよう．正規分布の性質から X が母平均 μ を中心に σ の ± 1.96 倍以内にある確率はちょうど0.95であった．式で書くと，

$$P(\mu - 1.96\sigma \leq X \leq \mu + 1.96\sigma) = 0.95 \tag{12.1}$$

ということになる[2]．P( ) の中の2つの不等式を変形すると

$$\mu \leq X + 1.96\sigma, \quad X - 1.96\sigma \leq \mu$$

となるので，μ について整理すると以下の関係が得られる．

$$\boxed{P(X - 1.96\sigma \leq \mu \leq X + 1.96\sigma) = 0.95} \tag{12.2}$$

つまり，測定値 X から $\pm 1.96\sigma$ の範囲が母平均 μ を含む確率は0.95ということ

b. 正規分布の母平均の推定(1)

がわかる．P( )の中の式に具体的な数値を入れてみると，$X=162$，$\sigma=5$ だったので

$$162-1.96\times 5 \leq \mu \leq 162+1.96\times 5$$

したがって，

$$152.2 \leq \mu \leq 171.8$$

となる．この結果を統計学の言葉では，

　　20歳女子の身長の母平均の信頼率95%の信頼区間は [152.2, 171.8]

と表現する．その意味を説明する前にまず用語を整理しておく．[152.2, 171.8] を信頼率95%の**信頼区間** (confidence interval)，その両端を信頼下限，信頼上限，両者を合わせて信頼限界と呼ぶ．また，信頼区間が母数を含む確率 0.95 を**信頼率**，**信頼係数**または**信頼水準**と呼んでいる．なお，母数を1つの値で推定する方法が**点推定**，今回のように区間で推定する方法が**区間推定**にあたる．

　さて，20歳の女子の平均身長は値が決まっており，その値が不明なのは私たちが知らないからであって確率的に値が変わるからではない．つまり，母平均 μ は定数であって変数ではないので実際にはこの区間内にあるか，それともその外にあるかのどちらかである[*3)]．それなのに信頼区間が母数を含む確率が 0.95 というのはどういう意味なのか，頭の中がもやもやとするときは次のように考えるとよいだろう．今，標本1個をランダムに選んで(12.2)式で母数 μ について推定するという手順を何回も繰り返すとしよう．このとき，推定が正しく信頼区間が母数を含むこともそうでないこともある．推定が正しいのはランダムに選ばれた標本の値 X が区間 $[\mu-1.96\sigma, \mu+1.96\sigma]$ の中にある場合であるが，そうなる確率は正規分布の性質から 0.95 なので，多数回，標本抽出を繰り返したときは全体の95%の場合になる．したがって，(12.2)式を使って，何度も何度も信頼区間の推定を繰り返した場合，推定が正しいのは全体の95%ということになる．これが，信頼率の意味である．

[*1)] ランダムに選んだ女子の身長が 162 cm でなく 178 cm だったら，あなたはどう考えるだろうか．全体の平均が 178 cm ではなく，たまたま身長が高い人が選ばれたと考える人も多いのではないだろうか．それは，日本人の女性は 150〜170 cm くらいの人が多く，180 cm に近い人は少ないという事前の知識があるからだろう．問題文で「母平均 μ は完全に未知とする」と書いたのは，この知識はないとするという意味である．

　推定の際に，この知識（事前分布（prior）と言う）を活用する方法もあり，ベイズ統計学と呼ばれている．母数は定数と説明したが，ベイズ統計学では標本値だけでなく母数も

確率変数として扱うため，柔軟に理論を展開できるという利点があるが，事前分布をどう決めるかという困難もある．しかし，大きな視点から眺めれば，ベイズ統計学もこの本で紹介している推測統計学と枠組みが少し異なるだけであり，利用者は自分の目的に合わせて便利なほうを選べばよい．

[*2)] (12.1)式は視覚的なイメージを思い浮かべられることが必要．イメージがあいまいなときは，図10.4で $[-1.96, 1.96]$ の場合を想像するとよい．

[*3)] 母平均は値が決まっている定数で，区間の両端は人間が値を変えうる変数である．そのため，「区間が母平均 μ を含む確率」とは言うが，「母平均 μ が区間の中にある確率」という表現は好まれない．

2) 基準化を使った計算 後で一般的な問題を解くときのために，この問題を Z 変換を使って整理しておこう．変数 X が

$$X \sim N(\mu, \sigma^2)$$

のとき，つまり変数 X が平均 μ，標準偏差 σ の正規分布に従うとき，

$$Z = \frac{X - \mu}{\sigma} \tag{12.3}$$

という変数変換により基準化の計算ができた．このとき

$$Z \sim N(0, 1^2)$$

つまり，Z は平均 0，標準偏差 1 の正規分布（標準正規分布）に従うのだった．したがって，Z について以下の関係が成立する．

$$P(-1.96 \leq Z \leq 1.96) = 0.95$$

Z を (12.3) 式の右辺で置き換えると，

$$P\left(-1.96 \leq \frac{X - \mu}{\sigma} \leq 1.96\right) = 0.95$$

となる．P の中の 3 辺に σ をかけた上で，不等式を整理すると

$$P(X - 1.96\sigma \leq \mu \leq X + 1.96\sigma) = 0.95$$

となり，先ほど導いた (12.2) 式と同じ式を導ける．

> **Note** (12.3) 式は現時点では単なる基準化の式だが，多くの統計的手法に共通する重要な原理を含んでおり，この本の中でも形を変えて繰り返し登場する．もし，基準化の式を書けないときは，第 11 講を復習してから戻ってくること！

c. 正規分布の母平均の推定(2)

[ケース2] 標本が4個，母平均 μ が未知，母標準偏差 σ は既知の場合

【問2】 問1と同じく，20歳女子の身長は正規分布をしており，かつ標準偏差は5cmであることがわかっているが，この年の20歳女子の母平均 μ は未知とする．このとき20歳女子から4人をランダムに選んで身長を測ったら155cm，159cm，164cm，170cmであったという．20歳女子の身長の平均 μ について何が言えるだろうか？

標本平均を計算すると，$\overline{X}=162$ と先ほどの標本が1人の場合と同じになる．だが，1人の測定結果と4人の測定結果では，後者のほうが信頼性が高そうである．では，具体的にどうなるのかを知りたい．標本の個数が4個なので，先ほどの標本数が1個の場合に使った方法をそのまま適用することはできないが，考えるヒントにはなる．標本が1個の場合に信頼区間を導けたのは，標本 X の分布がわかっていたからである．であれば今回は，標本平均 $\overline{X}$ の分布がわかれば，標本が1個のときに信頼区間(12.2)を求めたのと同じ考え方が使えるのではないだろうか．

1) **標本平均 $\overline{X}$ の分布**　　$\overline{X}$ は変数 X の標本平均を表す一般的な表記方法で「エックス・バー」と呼ぶのだった．変数 X の分布は図6.2をイメージすればよいが，標本平均 $\overline{X}$ の分布のイメージがわかない人は次のように考えるとよい．20歳女性からランダムに4人を選んで，算術平均（$\overline{X}$）を計算するという計算を1万回繰り返すとする．このとき，$\overline{X}$ の値が1万個計算でき，それをもとに $\overline{X}$ のヒストグラムが描ける．1万回でなく無限回繰り返したときのヒストグラムが標本平均 $\overline{X}$ の確率分布である．

ところで，確率変数 X と Y が正規分布に従う場合，その和 $X+Y$ も正規分布に従うことが知られている．この性質を**正規分布の再生性**という（重要な性質なので覚えておこう）．正規分布の再生性から，標本平均 $\overline{X}$ は正規分布をすることがわかる．あとは，$\overline{X}$ の平均と標準偏差がわかれば問2は解けそうである．

2) **「確率変数の和」の平均・分散と母平均の信頼区間**　　標本平均 $\overline{X}$ の分布を求めるために復習をしておこう．第6講f節で，2つの変量の和の期待値は，

それぞれの変量の期待値の和になることを説明した．実は，分散についても2つの変量が独立であれば，2つの変量の和の分散はそれぞれの変量の分散の和になることが示せる【⇒付録】．このような変量の和の平均と分散の関係を数式で整理しておこう．

まず，X が確率変数，c は定数，$E(X)$ を X の期待値，$V(X)$ を X の分散としたとき，期待値と分散の意味を考えれば以下の関係が成り立つことがわかるだろう．

$$E(c \cdot X) = c \cdot E(X) \tag{12.4}$$

$$V(c \cdot X) = E((c \cdot X - c \cdot \mu)^2) = E(c^2 (X - \mu)^2) = c^2 \cdot E((X - \mu)^2) = c^2 \cdot V(X) \tag{12.5}$$

また，確率変数 X と Y が独立なとき，その和 $X+Y$ の期待値と分散に対して**加法性**と呼ばれる次の関係が成立する【⇒第6講 f 節と付録 b 節】．

$$E(X+Y) = E(X) + E(Y) \tag{12.6}$$

$$V(X+Y) = V(X) + V(Y) \tag{12.7}$$

(12.4)式と(12.6)式の関係を使うと，いよいよ標本平均 $\overline{X}$ の期待値を計算することができる．

$$E(\overline{X}) = E\left(\frac{X_1 + X_2 + \cdots + X_n}{n}\right) = \frac{1}{n}(E(X_1) + E(X_2) + \cdots + E(X_n))$$

$$= \frac{1}{n}(\mu + \mu + \cdots + \mu) = \mu$$

この関係は常識で考えてもすぐにわかるが，$\overline{X}$ の分散はどうであろうか？
(12.5)式と(12.7)式の関係を利用して計算してみると，以下の関係が導ける．

$$V(\overline{X}) = V\left(\frac{X_1 + X_2 + \cdots + X_n}{n}\right) = \frac{1}{n^2}(V(X_1) + V(X_2) + \cdots + V(X_n))$$

$$= \frac{1}{n^2}(\sigma^2 + \sigma^2 + \cdots + \sigma^2) = \frac{\sigma^2}{n}$$

つまり，$\overline{X}$ の平均は μ で X の平均と変わらないが，分散は $1/n$ 倍に小さくなる．このことから，X が平均 μ，分散 σ^2 の正規分布をするとき，標本平均 $\overline{X}$ の分布は以下のようになることがわかる．

c. 正規分布の母平均の推定(2)

> 標本平均 $\overline{X}$ は平均が μ,分散が $\dfrac{\sigma^2}{n}$（⇔標準偏差が $\dfrac{\sigma}{\sqrt{n}}$）の正規分布をする

したがって,正規分布の性質から以下の関係が成立する.

$$P\left(\mu-1.96\dfrac{\sigma}{\sqrt{n}} \leq \overline{X} \leq \mu+1.96\dfrac{\sigma}{\sqrt{n}}\right)=0.95$$

P( )の中の2つの不等式を移項して変形すると μ の信頼区間が求まる.

$$P\left(\overline{X}-1.96\dfrac{\sigma}{\sqrt{n}} \leq \mu \leq \overline{X}+1.96\dfrac{\sigma}{\sqrt{n}}\right)=0.95 \tag{12.8}$$

具体的な数値を入れてみると,$\overline{X}=162$,$\sigma=5$,$n=4$ だったので

$$162-1.96\cdot 2.5 \leq \mu \leq 162+1.96\cdot 2.5$$

つまり

$$157.1 \leq \mu \leq 166.9$$

と信頼区間が計算できる.標本が1個のときと比べると,信頼区間の幅が半分になり,推定の**精度**が上がっている.一般的には,標本が n 個の場合,信頼区間の幅は標本が1個の場合の $\sqrt{n}$ 分の1になる.

> 信頼区間の幅は,標本の大きさが n のとき $\dfrac{1}{\sqrt{n}}$ 倍になる

標本平均の標準偏差は $\sigma/\sqrt{n}$ だったが,この値は信頼区間の幅に直結するので,**標準誤差**と呼ばれている（標準偏差と標準誤差については第14講で詳しく説明する）.以上の関係から,信頼区間の幅を10分の1にしたいときは,標本の個数を100個に増やせばよいこともわかる.この計算は,調査や実験をする際に標本サイズを決めるのに役に立つ.

> **Note**（重要）この問題を,基準化を使って整理しておこう.標本平均 $\overline{X}$ は
>
> $$\overline{X} \sim N\left(\mu, \left(\dfrac{\sigma}{\sqrt{n}}\right)^2\right)$$
>
> つまり,平均 μ,標準偏差 $\sigma/\sqrt{n}$ の正規分布に従う.したがって,$\overline{X}$ とその平均 μ の差「$\overline{X}-\mu$」をその標準偏差 $\sigma/\sqrt{n}$ で割った値 Z は,標本平均 $\overline{X}$ がその母平均から「標本平均の標準偏差」の何倍離れているかを表すので,標準正規分布に従うことがわかる.式で説明すると

$$Z = \frac{\overline{X} - \mu}{\frac{\sigma}{\sqrt{n}}} \qquad (12.9)$$

により変数変換（基準化）すると，Zの平均は0，標準偏差は1になるので，
$$Z \sim N(0, 1^2)$$
つまり，Zは標準正規分布に従うことがわかる．この性質を使えば，前述の「基準化を使った計算」とまったく同様にμの信頼区間を計算できる．

区間推定に使った統計量は，問1では標本の値X，問2では標本平均$\overline{X}$だった．そして，(12.3)式は標本の値Xに対する，(12.9)式は標本平均$\overline{X}$に対する基準化の式である．(12.9)式は一見複雑に見えるが，(12.3)式と共通の形をしている．基準化をして得られる統計量を**基準化統計量**と呼ぶことにすると，その一般形は次のように書ける．

$$\text{統計量}X\text{の基準化統計量} = \frac{X - (X\text{の平均})}{X\text{の標準偏差}} \qquad (12.10)$$

いうまでもなく，この式は統計量Xがその平均からどれくらい離れているかの尺度になっている．統計量Xの基準化統計量がいつも標準正規分布をするとは限らないが，分布の具体的な形がわかれば信頼区間の計算が可能になる．そのため，(12.10)の基準化の式は，この後いろいろな場面で重要な役割を演じるので，十分に意味を理解しておきたい（基準化統計量の平均は0，標準偏差は1になることがわかれば合格である）．

d. 統計的な方法を導くための一般的な手順

母数の値に限らず母集団について何か情報を得るためには，

・そのために適切な統計量を工夫し，

・その統計量の分布を求め，

求めた分布をもとに，

・母集団についての情報（例えば母平均の信頼区間）を得る方法を構築する

というのが，統計的な手法の大部分を導くための骨格となっている．このことを理解しておくと，これから紹介するさまざまな統計的手法の導出に際して，あらかじめ見通しを得ることができる．

ケース2の問題がどうやって解けたのかを振り返ってみると，ポイントは説明の中の「標本平均$\overline{X}$の分布がわかれば」という箇所である．標本の値x_1，x_2，…，x_nが得られると，それをもとに標本平均や標本分散のようないろいろな量

を計算することができる．このような標本から計算できる量を統計量と呼ぶのだった．問2では統計量 $\overline{X}$ の分布がわかったため，信頼区間を求めることができたのである．

確 認 問 題

1. 2つの独立な確率変数の和の期待値は［ A ］になる．
2. 2つの独立な確率変数の和の分散は［ B ］になる．
3. 標本平均の標準偏差を［ C ］という．
4. 母集団が正規分布をし，母標準偏差 σ が既知とする．大きさ n の標本の平均を $\overline{X}$ とすると，［ C ］の値は［ D ］，母平均 μ の信頼区間は［ E ］となる．
5. 巻末の定期試験頻出計算問題3を解いてみよう．

【答】 A. それぞれの期待値の和 B. それぞれの分散の和 C. 標準誤差 D. $\dfrac{\sigma}{\sqrt{n}}$
   E. $\overline{X} - 1.96 \dfrac{\sigma}{\sqrt{n}} \leqq \mu \leqq \overline{X} + 1.96 \dfrac{\sigma}{\sqrt{n}}$

第13講

t 分布を利用した推定
― 何もわかっていないときはどうするの？―

Q 母標準偏差がわかっているときに母平均を推定する方法はわかりましたが，ふつうは母平均も母標準偏差も不明だと思います．そのときは，どうすればよいのですか．

A 母標準偏差が未知の場合も，信頼区間を求める巧みな方法があります．標本平均を基準化した統計量が，t 分布と呼ばれる既知の分布に従うことを利用します．基準化の計算さえ頭に入っていれば，この講の理解は容易です．

[ケース3]　**標本が4個，母平均 μ も母標準偏差 σ も未知の場合**

【問1】　20歳女子の身長は正規分布をしていることはわかっているが，母平均 μ，母標準偏差 σ の双方が未知とする．このとき20歳女子から4人をランダムに選んで身長を測ったら 155 cm，159 cm，164 cm，170 cm だったという．20歳女子の身長の母平均 μ の 95%信頼区間を求めよ．

第12講のケース2との違いは，今度は標準偏差 σ も未知なことである．実際の研究や調査ではこちらのほうがふつうだが，σ が未知なので，ケース2で μ の信頼区間を求める際に使った導出方法では解けそうにない．実際，母標準偏差 σ が既知の場合の母平均 μ の 95%信頼区間は

$$\overline{X}-1.96\frac{\sigma}{\sqrt{n}} \leq \mu \leq \overline{X}+1.96\frac{\sigma}{\sqrt{n}} \tag{13.1}$$

だったが，今回は σ が未知なので信頼限界の具体的な値を計算できない．母集団の標準偏差 σ を標本の標準偏差 $\hat{\sigma}$ で置き換えることも考えられるが，$\hat{\sigma}$ は σ に

近いが一致するわけではないので誤差が出る．では一体どうしたらよいだろうか．ここで，基準化統計量の話が生きてくる．標本1個の場合と n 個の場合という，異なる場合の手順を整理するのに，基準化の式(12.10)

$$基準化統計量 = \frac{統計量 - (統計量の平均)}{統計量の標準偏差}$$

が鍵になったことを思いだそう．

a. スチューデントの t 分布

問1では標本の個数は第12講の問2と同じく4個なので，統計量は標本平均 $\overline{X}$ で決まりであろう．したがって，基準化統計量の分子は「$\overline{X} - \mu$」でよさそうだが，問題は分母の「統計量の標準偏差」である．ここが $\sigma/\sqrt{n}$ ではこの先の計算がうまくいかない．そこで，代わりに $\hat{\sigma}/\sqrt{n}$ を使うと以下のような式が得られる（うまくいく保証はこの時点ではまだないが，試してみるのである）．

$$t = \frac{\overline{X} - \mu}{\frac{\hat{\sigma}}{\sqrt{n}}} \tag{13.2}$$

結局，標本平均 $\overline{X}$ に対する基準化の式(12.9)中の母標準偏差 σ を，標本標準偏差 $\hat{\sigma}$ で置き換えただけだが，重要な違いがある．(12.9)式だと今回の問題では未知の母数が2個あることになるが，(13.2)で定義した統計量 t には未知な母数は母平均 μ しか入っていない．したがって，t の分布がわかれば第12講の問2を解いたのと同じ手順で信頼区間を求めることができる．万々歳と言いたいところだがもう1つ問題が残っている．t が正規分布をすれば都合がよいが，残念ながらそこまでは甘くない．しかし，あと一歩なのでもう少し頑張ろう．

t が正規分布をしないのなら，どんな分布をするのか調べてみればよいだろう．そこで t の分布を実際に計算してみると，図13.1のような，正規分布より少し広めの分布が得られる．広がり具合は標本の大きさ n によって異なり，n が大きくなると正規分布に近づいていく．具体的には，標準正規分布の分散が1なのに対して，t の分布の分散は $n \geq 4$ の場合は $(n-1)/(n-3)$ となることが知られており，n が小さいほど裾野が広い．t の分布がわかったので，あとは第12講

とまったく同じやり方で μ の信頼区間を計算できるが，実際の計算をする前に t の分布の性質を眺めておこう．

統計量 t の分布は標本の大きさ n によって異なるが，通常 n でなく n から 1 を引いた自由度と呼ばれる

$$\phi = n - 1$$

を使って区別し，「自由度 ϕ の t 分布」という呼び方をする．なお，t 分布でなくスチューデントの t 分布と呼ぶこともある．

図 13.1 を見るとわかるように，t 分布には以下のような性質がある．
・正規分布と同様に左右対称の山型をしているが，正規分布より裾が広い
・n が小さいほど裾が広い
・n が大きくなると，標準正規分布と一致する

以上の 3 つの性質は，解析結果を解釈するときに必要になるので，図 13.1 を見て視覚的なイメージをしっかりつくっておこう．

> **用語▶▶ 自由度** 一般に独立して値が決まる変量の個数を自由度と呼んでいる．例えば，今考えている問題のように 4 人をランダムに選んで身長を計測する場合，独立な数値が 4 個得られるので自由度は 4 と考える．ここで 4 人の身長の平均値は 162 cm であることがわかっているとする．その場合，3 人の身長が決まると残り 1 人の身長は自動的に決まってしまうので，任意の値をとれる変量の個数は 3 個となる．この場合は，自由度は 3 であると考える．
> 　統計学では，さまざまな分布が自由度の違いにより異なった形になる．そのときに「独立に値が動きうる変量の個数」という解釈が役に立つこともあるが，数学的な議論に戻らないと自由度の解釈が難しい場合も多い．自由度の意味がよくわからないときは，無理に理屈をつけるより分布の形を決めるパラメータの 1 つと単純に考える方がよい．

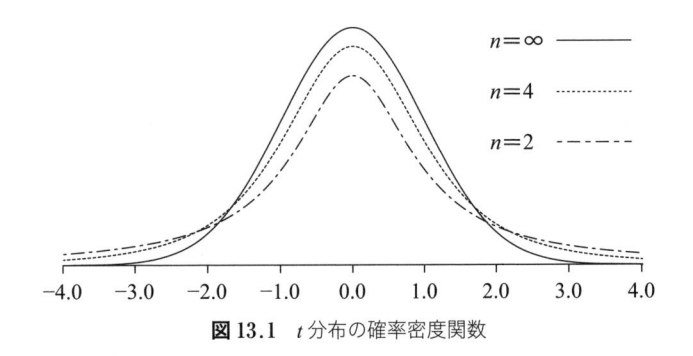

図 13.1 t 分布の確率密度関数

> **Note** ウィリアム・ゴセット（William Gosset, 1876-1937）
> 　19世紀生まれのイギリスの統計学者．ギネスブックで有名なアイルランドのビール会社ギネス社の技術部門に勤めていた．その頃は，中心極限定理を頼りに，できるだけ測定の回数を増やして推定の精度を上げるのがよいという考え方が主流だったが，オオムギの栽培の問題のような測定数を増やすのが難しい問題（小標本の問題という）に対して，正確な推定方法を導くために t 分布にたどり着いた．彼のペンネームが Student だったので「スチューデントの t 分布」とも呼ばれる【蓑谷, 2009】．

b. t 分布の確率

　正規分布の場合は，母数がどんな値でも Z 変換による基準化により標準正規分布に対応させることができたので，実際の計算のための数表も1つで済んだ．しかし，t 分布は自由度によって形が異なるため，累積確率を計算するには，自由度ごとに数表が1つずつ必要になる．そこで通常は，実用上の必要性を勘案してもっと簡略化された表が使われる．

　図13.2の灰色の部分は，確率変数 t の値が**上位点**と記した点より大きい確率を表している．この確率を**上位確率**というが，上位確率をあらかじめ決めておき，それに対応する上位点の値を自由度 ϕ ごとに一覧にしたのが t 分布の表である．上位確率としては

　　10%, 5%, 2.5%, 1%, 0.5%

がよく使われる．巻末の付表2の t 分布表は上位点の値の一覧である．この表では，行の違いは自由度 ϕ の違いを，列の違いは上位確率の違いを表している．

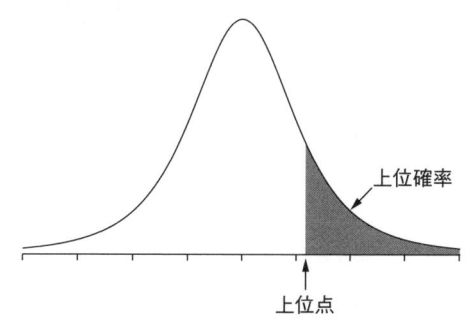

図13.2　上位点と上位確率の関係

表 13.1 t 分布の上位 2.5% 点

自由度	1	2	3	4	5	6	7	8	9
上位 2.5% 点	12.706	4.303	3.182	2.776	2.571	2.447	2.365	2.306	2.262
自由度	10	20	30	40	50	60	100	∞	
上位 2.5% 点	2.228	2.086	2.042	2.021	2.009	2.000	1.984	1.960	

※スペースの関係で，付表 2 とは縦横が逆になっていることに注意．

また表 13.1 は，その中の上位 2.5% 点の列を抜き出したものである．なお，自由度 ϕ の t 分布の上位 2.5% 点は $t_\phi(0.025)$ と表記することにする．

例えば，標本数が 4 個の場合，自由度は
$$\phi = n - 1 = 4 - 1 = 3$$
なので，上位 2.5% 点は表 13.1 から $t_3(0.025) = 3.182$ であることがわかる．標準正規分布の場合，上位 2.5% 点は 1.96 だった．図 13.1 を見ると，t 分布のほうが裾野が広いが，具体的にどれくらい広いかが 3.182 という数値に反映されている．

【問 2】 下の図の曲線は自由度 3 の t 分布のグラフ．図中の t の値は $t_3(0.025) = 3.182$ である．このとき，図中の灰色部分の面積を求めなさい．

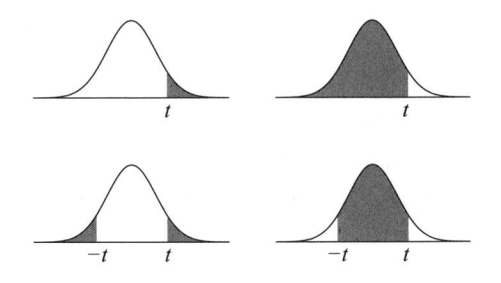

$t = t_3(0.025)$ なので t は自由度 3 の t 分布の上位 2.5% 点である．したがって，

t より大きい確率 = $= 0.025$

である．よって，各図の灰色部分の面積は順に以下のようになる．

  0.025, $1 - 0.025 = 0.975$, $0.025 \times 2 = 0.05$, $1 - 0.025 \times 2 = 0.95$

c. 正規分布の母平均の推定(3)

　さて，いよいよ母平均 μ の信頼区間を計算しよう．標本数は 4 個なので，自由度は $\phi=3$ である．95% 信頼区間は，上の問 2 の 4 番目の図のように，灰色部分の面積が 0.95 になる場合から求めることができる．$\phi=3$ の場合の上位 2.5% 点は 3.182 だったので，以下の関係が成り立つ．

$$P(-3.182 \leq t \leq 3.182) = 0.95$$

P の中の不等式中の t を定義(13.2)を使って整理していくと

$$-3.182 \leq \frac{\overline{X}-\mu}{\frac{\hat{\sigma}}{\sqrt{n}}} \leq 3.182$$

$$\rightarrow \quad -3.182 \left(\frac{\hat{\sigma}}{\sqrt{n}} \right) \leq \overline{X}-\mu \leq 3.182 \left(\frac{\hat{\sigma}}{\sqrt{n}} \right)$$

$$\rightarrow \quad \overline{X} - 3.182 \left(\frac{\hat{\sigma}}{\sqrt{n}} \right) \leq \mu \leq \overline{X} + 3.182 \left(\frac{\hat{\sigma}}{\sqrt{n}} \right) \tag{13.3}$$

この式が，自由度 3 の場合の，母平均 μ の信頼率 95% の信頼区間である．(13.3)式と(13.1)式をよく見比べてみよう．(13.3)式は両辺の信頼限界の式に未知の母数 σ が入っていないので，具体的な値を計算できる．この場合は，

$$\overline{X} = \frac{155+159+164+170}{4} = 162$$

$$\hat{\sigma}^2 = \frac{(155-162)^2+(159-162)^2+(164-162)^2+(170-162)^2}{4-1}$$

$$= \frac{7^2+3^2+2^2+8^2}{3} = 42$$

$$\frac{\hat{\sigma}}{\sqrt{n}} = \frac{\sqrt{42}}{\sqrt{4}} \fallingdotseq 3.24$$

なので，以上の値を(13.3)式に代入して

$$151.7 \leq \mu \leq 172.3 \quad \text{(cm)}$$

という不等式が得られる．言うまでもなく，これが母平均 μ の信頼率 95% の信頼区間である．

　自由度が ϕ の場合は，(13.3)式中の 3.182 を $t_\phi(0.025)$ で置き換えれば，母平均 μ の信頼率 95% の信頼区間が得られる．

$$\overline{X} - t_\phi(0.025)\left(\frac{\hat{\sigma}}{\sqrt{n}}\right) \leq \mu \leq \overline{X} + t_\phi(0.025)\left(\frac{\hat{\sigma}}{\sqrt{n}}\right) \tag{13.4}$$

母標準偏差 σ が既知の場合の信頼区間(13.1)と比較すると，標準正規分布の上位 2.5% 点の値 1.96 が t 分布の上位 2.5% 点 $t_\phi(0.025)$ に置き換わっていることがわかる．これは，標本平均の標準偏差 $\sigma/\sqrt{n}$ が未知なのでその推定値 $\hat{\sigma}/\sqrt{n}$ で置き換えたため不確定さが増した分を，数量的に正確に表現したものと解釈できる．なお，信頼率が 99% の場合は，(13.4)式中の $t_\phi(0.025)$ を $t_\phi(0.005)$ に置き換えればよい．

d． 自由度と信頼区間の幅

上位 2.5% 点を t 分布の表から抜き出すと，表 13.1 のように自由度が大きくなるにつれ値が小さくなり，最後は正規分布の上位 2.5% 点の 1.96 に一致することがわかる．先ほどの信頼区間の計算の過程を振り返ってみると，上位 2.5% 点の値が信頼区間の幅と直接関連しており，自由度が小さいほど信頼区間の幅が広くなることがわかる．自由度が小さいということは，標本数が少ないということであり，標本数が少ないということは情報が少なく不確定さが大きいということである．そして，不確定さが大きい分，信頼区間の幅は広くなるが，どの程度，信頼区間を広げればよいかが，この表の上位 2.5% 点の値から数値としてわかるのである．

確認問題 1

最初に学んだ σ が既知の場合の 95% 信頼区間の式

$$\overline{X} - [\ A\ ]\frac{\sigma}{\sqrt{n}} \leq \mu \leq \overline{X} + [\ A\ ]\frac{\sigma}{\sqrt{n}}$$

と，標準偏差 σ が不明の場合の信頼区間の式（$n=4$ とする）

$$\overline{X} - [\ B\ ][\ C\ ] \leq \mu \leq \overline{X} + [\ B\ ][\ C\ ]$$

を比較すると

　　母標準偏差 σ が不明なので標本標準偏差 $\hat{\sigma}$ で置き換えたこと，

そして，
　　正規分布の上位2.5%点 [A] が自由度 [D] の [E] の上位2.5%
　　点 [B] に置き換わっていること

がわかる．これは σ をその推定量 $\hat{\sigma}$ で置き換えたために不確定さが増した分を，数量的に正確に表現したものと解釈できる．

確認問題2

以上の確認と計算練習を兼ねて，巻末の定期試験頻出計算問題4を解いてみよう．

> Note $n \geq 4$ のときは，t 分布の分散は $(n-1)/(n-3)$ という性質を使って，1.96 を $\sqrt{\dfrac{n-1}{n-3}}$ 倍すると，上位2.5%点の近似値が得られる．

【答】 A. 1.96　B. 3.182　C. $\dfrac{\hat{\sigma}}{\sqrt{n}}$　D. 3　E. t 分布

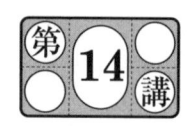

第14講 標準偏差と標準誤差
―SDとSEはどう使い分けるの？―

Q 標準誤差は標準偏差とどう違うのですか．また，それぞれどういうときに使うのですか．

A 標本値と平均値の差が偏差，偏差の二乗の平均が分散，分散の平方根が標準偏差（SD）で，標準偏差は変量のバラツキの指標でした．標本を抽出すると標本平均を計算できますが，標本を抽出して標本平均を計算するという操作を何度も繰り返すと，標本平均の値がたくさん得られます．このとき，標本平均の平均やバラツキも計算できますが，「標本平均の標準偏差」を標準誤差（SE）と呼び，母平均の推定精度の指標になります．

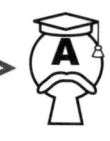

研究発表や論文でデータのバラツキを示す際，分布が対称なときは，標本のバラツキに興味があるときは平均とSDを，母平均がどんな値かが問題のときは平均とSEを記します．なお，SDとSEのどちらを記したかを示しておくことを忘れないよう注意します（忘れる人がよくいますので）．

a. 標準偏差と標準誤差

第7講で標本の要約のしかたを説明した．そのときバラツキの指標は

　　標準偏差，範囲，四分位範囲

を状況に合わせて使い分けるというのが結論だったが，標本の集計だけでなく，その後に母平均の信頼区間の推定を行う場合は，標準誤差 $\hat{\sigma}/\sqrt{n}$ も重要な指標になる．そこで，標準偏差 $\hat{\sigma}$ と標準誤差 $\hat{\sigma}/\sqrt{n}$ の使い分けについてあらためて整理しておこう（$\hat{\sigma}$ の定義は(7.3)式を参照）．

a. 標準偏差と標準誤差

表 14.1 血圧の集計結果の例（単位 mmHg）

	男	女
人数	47	53
最低血圧（SD）	88.3(5.3)	84.9(4.2)
最高血圧（SD）	124.6(7.1)	112.6(6.0)

表 14.2 標準偏差と標準誤差

名称	英語名称	略号	値	意味
標準偏差	standard deviation	SD	$\hat{\sigma}$	標本の標準偏差
標準誤差	standard error	SE	$\dfrac{\hat{\sigma}}{\sqrt{n}}$	標本平均の標準偏差

表 14.1 は，血圧の集計結果の例である．一般に，血圧のような量的変量の集計結果を表示する場合は，集計の目的に合わせて

①平均値（**標準偏差**），または平均値±標準偏差

②平均値（**標準誤差**），または平均値±標準誤差

のどちらかの形式をとることが多い（分布が左右対称でない場合は，範囲を記すことが多い）．そして，どちらの形式をとったかを表 14.1 の第 1 列のように明示しておくのが暗黙の決まりである（そうしておかないと表を見る人はどちらかわからない）．なお，表でなく文章中で記述する場合は，「88.3±5.3」という表現より「88.3(SD 5.3)」と書くほうが SD か SE か明確にわかるので好ましい．

SD は標準偏差の英語表現 standard deviation の略称で「エスディー」と発音する．標準誤差は standard error を略して SE と表記し，「エスイー」とそのまま発音する．まず，以下を再確認しよう．

> SE は標本平均の標準偏差（SE も標準偏差の 1 つ！）
> SE は標本数が増えると小さくなる（n の平方根に逆比例する）

表 14.2 の $\hat{\sigma}$ は第 7 講 d 節で学んだように，通常は不偏分散の平方根である．

さて，どんな場合に SD を使い，どんなときに SE を使うかだが，これはそれぞれの指標の意味から半ば自動的に決まる．

> SDは標本のバラツキの指標
> SEは標本平均のバラツキの指標

標準誤差 $\hat{\sigma}/\sqrt{n}$ をSEと記すと，母平均 μ の信頼区間(13.4)は以下のように書ける．

$$\overline{X} - t_\phi(0.025) \times \text{SE} \leq \mu \leq \overline{X} + t_\phi(0.025) \times \text{SE} \qquad (14.1)$$

つまり，母平均の信頼区間は，「標本平均 $\pm k \times$ SE」の形で表せる．このように，SEは信頼区間の幅に直結しているので，母平均の信頼区間など，母平均の値に興味があるときはSEを，標本の分布の広がり具合に興味があるときはSDを使う．

b. ヒゲの意味

表14.1の集計結果を，棒グラフや折れ線グラフで表すこともよくある．図14.1は表14.1を棒グラフにしたものである．各棒の上にIのような形状のヒゲがついているが，これはSDまたはSEである．

「母平均 $\pm 1.96\sigma$」の範囲に全体の95％が入っていたことを思い出すと，ヒゲがSDを表している場合は，ヒゲを上下に2倍した範囲に標本全体のおよそ95％が含まれていることがわかる．

ヒゲがSEを表している場合は，「標本平均 $\pm t_\phi(0.025)$SE」が母平均の95％の

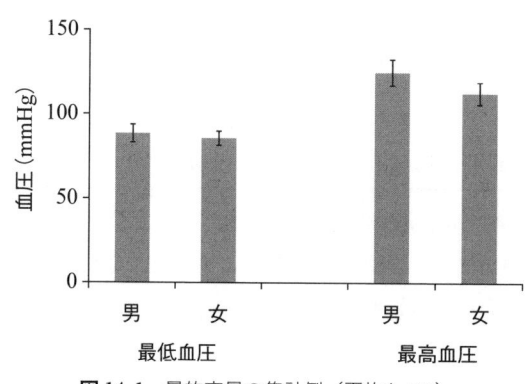

図14.1 量的変量の集計例（平均とSD）

信頼区間であったことを思い出そう．表 13.1 の $t_\phi(0.025)$ の値から考えると，ヒゲを上下に 2〜3 倍した範囲の中に母平均が，およそ 95% の信頼率で含まれていることがわかる．

なお，標本のバラツキを表示したい場合は，図 14.1 のような棒グラフより図 7.3 の箱ひげ図のほうが情報量がはるかに多いので，箱ひげ図のほうがよい．

c. 正確度と精度（中級）

母分散 σ^2 の点推定値は不偏分散 $\hat{\sigma}^2$ であった．このように点推定に用いる統計量を一般に**推定量**（estimator），標本から計算した推定量の値を**推定値**（estimate）と呼んでいる．母数 θ の推定量は $\hat{\theta}$ で表し「シータ・ハット」と呼ぶ[*1)]．母平均 μ の場合は，推定量 $\hat{\mu}$ としては標本平均 $\overline{X}$ が適切であろう．推定量の期待値 $E(\hat{\theta})$ は，当然求めたい母数 θ の値と一致していないといけないが，この性質を**不偏性**と呼ぶのだった．一般に，推定量（母平均 μ を推定する場合は標本平均 $\overline{X}$）の期待値と真の値（この場合は身長の母平均 μ）の一致度を**正確度**（accuracy），推定量の期待値と真の値の差をバイアス（bias）と呼んでいる．

推定量はバイアスが小さい（正確度が高い）ほどよいが，それだけでなくバラツキも十分に小さくなくてはいけない．この推定量のバラツキのことを**精度**（precision）と呼んでいる．標準誤差 $\hat{\sigma}/\sqrt{n}$ は母平均の推定量 $\overline{X}$ の標準偏差なので，$\overline{X}$ の精度の指標になっている．図 14.2 の左図は，正確度はよいが精度が悪い場合，右図は，精度はよいが正確度が悪い場合である．正確度と精度の双方に優れていることがよい推定量の条件である．

なお，推定量はその期待値が求めたい母数と一致するだけでなく，標本のサイズが大きくなればバラツキが次第に小さくなり，求めたい母数に近づいていくこ

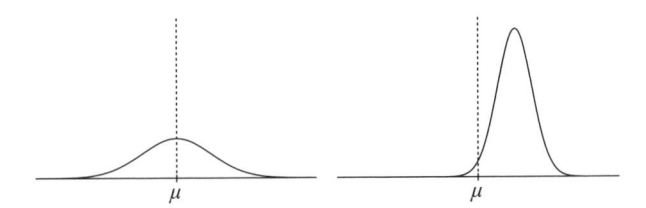

図 14.2 点推定量の正確度と精度
左：正確度はよいが，精度が悪い場合，右：精度はよいが，正確度が悪い場合．

とが望ましい．この性質を**一致性**（consistency）と呼んでいる．

*1) $\hat{\theta}$ は標本から計算できる統計量であって母数ではないが，母数 θ を推定する統計量という意味なので，ギリシャ文字の頭に帽子がついた形になっている．$\hat{\sigma}$ はその例である．

用語▶▶ 精度 例えば「ねじの精度」のように許容される誤差という意味もある．工業製品の寸法に対して使われる．

用語▶▶ バイアス さまざまな意味があり，研究デザインの説明の際に紹介したように，無作為性を狂わせる要因や狂いという意味でも使われる．また，客観的な判断から偏っていること，という一般的な意味もある．

確認問題

1. 変量の値と平均値の差を［ A ］と言う．［ A ］の二乗の平均値を［ B ］，その平方根を［ C ］と呼ぶ．
2. 標本平均を変量と考えたとき，その［ C ］を［ D ］と言う．
3. バラツキの指標としては，変量の分布に興味があるときは［ E ］，母平均の値に興味があるときは［ F ］を使う．
4. ある母数の推定量の期待値が推定したい母数と一致する程度を［ G ］，母数とのズレを［ H ］と言う．また，推定量のバラツキを［ I ］と呼んでいる．推定量は，［ G ］と［ I ］の双方がよくなければいけない．

【答】 A. 偏差　B. 分散　C. 標準偏差　D. 標準誤差　E. 標準偏差　F. 標準誤差　G. 正確度　H. バイアス　I. 精度

第15講

重要な確率分布(4)
ベルヌーイ試行と2項分布
— サイコロを10回，振ったら —

Q: 2項分布の母数は何ですか．また，2項分布の平均と分散を教えて下さい．

A: サイコロを振ったとき1の目が出る確率は1/6ですが，サイコロを10回振ったとき1の目が出る回数 X は値が0〜10の整数値になります．サイコロを振ったときのように，1回の試行である事象が起こる確率が p の操作を n 回繰り返した場合に，事象が起きる回数の分布を2項分布と呼んでいます．2項分布の母数は p と n の2個，最小値はゼロ，最大値は n，平均は np，分散は $np(1-p)$ です．2項分布は割合の推定の際に重要な役割を果たしますので，この講で詳しく説明します．

a. ベルヌーイ試行

ある番組の母集団の視聴率が20%だとする．このとき，母集団から5世帯を無作為に選んで調査をしたとき，何世帯がその番組を見ているだろうか？ この問題を解くために，最初に高校数学で習ったことを復習しよう．

標本として1世帯を無作為に選んだ場合から考えよう．標本が選ばれてしまえば，選ばれた世帯はその番組を見ているか見ていないかのどちらかだが，選ばれる前であれば，その世帯が番組を見ている可能性は母集団の視聴率と同じく0.2である．このように結果が一定の確率で決まる操作を**試行**（trial）と呼ぶ．また，その結果起こることを**事象**（event）と呼んでいる．

では，続けてもう一度，同じやり方で標本抽出をした場合はどうであろうか？ 母集団の世帯数が十分に多ければ，やはり2世帯目も番組を見ている確率は0.2であろう．このような母集団を**無限母集団**と呼ぶが，無限母集団から標本抽出を

する場合，事象が起きる確率は1回目も2回目も変わらない．このとき，2つの試行は独立と呼ばれる．そして，無限母集団から無作為抽出を繰り返し行う場合や，サイコロを繰り返し振ったときのように，互いに独立な試行を繰り返す場合を，**ベルヌーイ試行**（Bernoulli trials）と呼んでいる．

> [Note] 1回ベルヌーイ試行を行ったときに事象が起きる確率はpで，また起きない確率はqで表すことが多い．もちろん$p+q=1$である．pを視聴率とすると，1世帯調査をしたときにその番組を見ている「確率」になるが，第6講でも述べたように，視点を変えると母集団全体の中で番組を見ている世帯の「割合」でもある．1回の試行について考えるか，母集団全体について考えるか，2つの異なる視点があるのだった．

b. 母集団の大きさが有限個の場合

　大きさが有限個の母集団を**有限母集団**と呼ぶ．有限母集団では抽出のやり方によって事象の確率が異なってくるので，ここで抽出方法を整理しておこう．

　商店街の福引などでは回転式の抽選器がよく用いられる．抽選器の中には赤色の玉5個，白色の玉95個が入っており，赤玉が出ると当たりだとする．ハンドルを回して回転を止めると1個だけ玉が出る仕組みになっているが，当たりの赤玉が出ても抽選器に戻さない．そのため，1人目が当たりになる確率は5/100だが，2人目は1人目が当たりであれば赤玉が1個少なくなっているので4/99，1人目がハズレの場合は5/99となり，抽選をやる度に当たりの確率は変わっていく．このようなやり方を**非復元抽出**と呼ぶ[*1]．

　それに対して，もし，1人目が玉を出した後にその玉をまた戻すのであれば，1人目が当たりになる確率も，2人目が当たりになる確率も等しく5/100である．このような場合を，**復元抽出**と呼ぶ．復元抽出では，大きさが無限大の母集団から無作為抽出をするときと同じように，赤玉が出る確率はいつも同じになる．

　非復元抽出の場合，前の試行の結果により，事象が起きる確率が変わるので，この講で想定している試行が独立な場合とは異なる扱いが必要になる．

[*1] 非復元抽出の場合，2人目は1人目より不利かどうか，計算してみよう．2人目がクジに当たる確率は，1人目がまだクジを引く前であれば，

$$(5/100) \times (4/99) + (95/100) \times (5/99) = 0.05$$

なので,順番により有利不利が変わることはないことがわかる.

c. 独立な試行を繰り返した場合

さて,視聴率の問題で5世帯を調べた場合を考えてみよう.番組を見ていた世帯の数を X とすると,X は0〜5の整数をとる離散確率変数になる.このとき,X がそれぞれの値をとる確率を計算していこう.

まず,$X=5$,つまりすべての世帯が番組を見ている場合は,

「1世帯目が番組を見ている」,かつ「2世帯目が番組を見ている」,かつ…,かつ「5世帯目が番組を見ている」場合

であり,各世帯が番組を見ている確率 p は0.2なので

$$P(X=5)=(0.2)^5=0.00032$$

となる.次に,$X=0$,つまり1世帯も見ていない場合は

「1世帯目が番組を見ていない」,かつ「2世帯目が番組を見ていない」,かつ…,かつ「5世帯目が番組を見ていない」場合

であり,各世帯が番組を見ていない確率は $1-p=0.8$ なので

$$P(X=0)=(0.8)^5=0.32768$$

であることがわかる.

では $X=1$,つまり1世帯だけ番組を見ている確率はどうであろうか? 1世帯目が番組を見ており,その他の4世帯は番組を見ていない確率は

$$(0.2)\times(0.8)\times(0.8)\times(0.8)\times(0.8)=0.08192$$

だが,1世帯だけ番組を見ている場合は他にも,2世帯目だけが番組を見ている場合,3世帯目だけが番組を見ている場合など全部で5通りあり,いずれの確率も0.08192である.したがって,1世帯だけが番組を見ている確率は

$$P(X=1)=5\times(0.2)\times(0.8)\times(0.8)\times(0.8)\times(0.8)=0.4096$$

になる.

では,2世帯がその番組を見ている確率はどうやって計算すればよいだろうか? 1世帯目と2世帯目だけが番組を見ている確率は

$$(0.2)\times(0.2)\times(0.8)\times(0.8)\times(0.8)=0.02048$$

である.5世帯中2世帯が番組を見ている場合が何通りあるかを並べ挙げてみる.番組を見ていた場合を○,見ていなかった場合を×で表すと

```
○○×××     ○×○××     ○××○×     ○×××○
×○○××     ×○×○×     ×○××○
××○○×     ××○×○
×××○○
```

の 10 通りである．これは 5 世帯から 2 世帯を選ぶ組み合わせなので，その場合の数は，以下の式で計算することもできる【⇒付録 e 節】．

$$_5C_2 = \frac{5 \times 4}{2 \times 1} = 10 \text{ 通り}$$

したがって，

$$P(X=2) = {}_5C_2 \times (0.2)^2 \times (0.8)^3 = 10 \times 0.02048 = 0.2048$$

となる．X が 3, 4 である確率も同様にして，以下のように計算できる．

$$P(X=3) = {}_5C_3 \times (0.2)^3 \times (0.8)^2$$
$$= 10 \times 0.00512 = 0.0512$$
$$P(X=4) = {}_5C_4 \times (0.2)^4 \times (0.8)$$
$$= 5 \times 0.00128 = 0.0064$$

以上の結果をグラフにすると，図 15.1 のようになる．$p=0.2$ かつベルヌーイ試行の回数は 5 回なので $X=1$ となる確率が一番高いが，$X=0$ だったり $X=2$ となる場合もかなりあることがわかる．

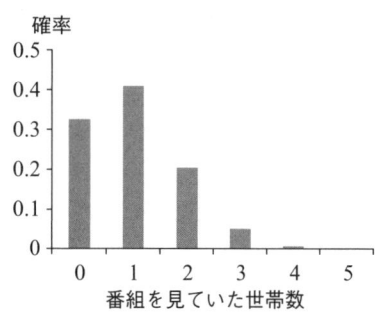

図 15.1 番組を見ていた世帯数の分布（$p=0.2$, $n=5$ の場合）

d. 2 項展開の係数

$$(a+b)^n = (a+b)(a+b)(a+b) \cdots (a+b)$$

という式を展開するとどうなるか，高校数学の復習をしておこう．一般的な場合の説明をするので，わかりにくいと感じるときは $n=5$ などとして，具体的な場合を計算しながら議論を追うとよい．

上の式は，どの因数も $(a+b)$ なので，展開すると

$$(a \text{ か } b) \times (a \text{ か } b) \times (a \text{ か } b) \times \cdots \times (a \text{ か } b)$$

という a, b について n 次の項が全部で 2^n 個並ぶことになる．この 2^n 個の項を，

a の次数が小さい順に整理すると

$$b^n,\ ab^{n-1},\ a^2 b^{n-2},\ \ldots,\ a^{n-1}b,\ a^n$$

という $n+1$ 個になる.では,それぞれは何個ずつあるだろうか.例えば,n 個の異なる因数から1個だけ a を選ぶと ab^{n-1} となるので,ab^{n-1} の個数は n 個の異なるものから1個だけ選ぶ場合の数と等しく ${}_nC_1(=n)$ 個になる.$a^r b^{n-r}$ であれば,その個数は

$$n\text{ 個の異なる因数から } a \text{ を } r \text{ 個を選ぶ場合の数} = {}_n C_r$$

になる.つまり,展開式を整理したときの $a^r b^{n-r}$ の係数は ${}_n C_r$ になる.結果をまとめると

$$(a+b)^n = {}_n C_0\, b^n + {}_n C_1\, ab^{n-1} + \cdots + {}_n C_{n-1}\, a^{n-1}b + {}_n C_n\, a^n$$

$$= \sum_{r=0}^{n} {}_n C_r\, a^r b^{n-r}$$

と書ける.この式を **2項展開**,$a^r b^{n-r}$ の係数 ${}_n C_r$ を **2項係数**,この関係を **2項定理** と言う.2項と言うのは因数が $(a+b)$ という2つの項からなる式だからである.

e. 2項定理とベルヌーイ試行の関係

ベルヌーイ試行の問題を,一般的な場合について整理しておこう.1回の試行である事象が起こる確率を p,ベルヌーイ試行を n 回繰り返した場合に事象が起こる回数を X とする.X は $0 \sim n$ までの整数を値としてとる離散確率変数である.最初の r 回に連続して事象が起こり,残りの $(n-r)$ 回では一度も起こらない確率は,事象が起こる確率 p と起こらない確率 q を順にかけて

$$p^r \times q^{n-r}$$

である.n 回中,r 回事象が起こる場合はいろいろあるが,その場合の数は n 個の中から r 個を選ぶ組み合わせと等しいので ${}_n C_r$ 通り,それぞれの確率は $p^r \times q^{n-r}$ なので,r 回事象が起こる確率は以下のようになることがわかる.

$$P(X=r) = {}_n C_r \times p^r \times q^{n-r} \tag{15.1}$$

ところで,この確率の式は2項展開の各項 ${}_n C_r\, a^r b^{n-r}$ とまったく同じ形をしているが,それはなぜなのだろうか.

p が1回の試行で事象が起こる確率，$q=1-p$ のとき

$$(p+q)^n=(p+q)(p+q)(p+q)\cdots(p+q) \qquad (15.2)$$

という式を展開するとどうなるか考えてみよう．因数の個数は n 個，各因数は項が2つなので，展開したときの項の数は全部で 2^n 個になる．このとき，すべての因数から最初の項 p を選んだ場合，展開後の項は p^n になるが，これはベルヌーイ試行を n 回行ったとき，すべての試行で事象が起きる確率に他ならない．同じように最初の因数からは p を，残りのすべての因数からは q を選んだ場合，展開した項は $p\times q^{n-1}$ になるが，これは最初の試行では事象が起き，残りの $(n-1)$ 回の試行では事象が起きなかった場合の確率に対応している．

このように，<u>$(p+q)^n$ を展開した 2^n 個の各項は，n 回のベルヌーイ試行の結果で順番を区別した場合の確率と一対一に対応している</u>．このとき展開後の式で，次数を整理すると $p\times q^{n-1}$ になる項は全部で n 個あるが，それぞれは事象が一度だけ起こる場合（全部で n 通り）のどれかと一対一に対応している．したがって，事象が一度だけ起こる確率は，これらの n 通りの確率を合わせたものであり，それぞれの確率は $p\times q^{n-1}$ なので

$$P(X=1)=n\times p\times q^{n-1}$$

となることがわかる．

同様に，事象が r 回起こる確率は $p^r\times q^{n-r}$ を全部合わせたものになる．(15.2)式は2項展開に他ならないので，その個数は ${}_nC_r$ である．したがって，

$$P(X=r)={}_nC_r\times p^r\times q^{n-r} \qquad (15.3)$$

という結果が得られる．このようにベルヌーイ試行の結果，r 回事象が起きる確率は $(p+q)$ という2項式を展開した結果と一致するので，事象が起きた回数 X の分布を **2項分布**（binomial distribution）と呼び $B(n, p)$ と表記する．B は binomial の頭文字である．また，p のことを **2項割合** または **2項確率**（binomial proportion）と呼ぶ．

f. 2項分布の平均と標準偏差

事象が起こる回数 X の分布がわかったので，その平均 μ と分散 σ^2 を調べておこう．離散分布の場合の平均と分散の定義から，

$$\mu=\sum_{r=0}^{n}r\cdot \mathrm{P}(X=r), \quad \sigma^2=\sum_{r=0}^{n}(r-\mu)^2\cdot \mathrm{P}(X=r)$$

となるが，あとは丁寧に計算すれば以下の結果を得ることができる[*1]【竹内，1963；浅野，2008；蓑谷，2004】．

$$\mu=np, \quad \sigma^2=npq=np(1-p) \tag{15.4}$$

なお，X でなく事象が起こった割合 X/n に関心がある場合も多いが，そのときは，(12.4)，(12.5)式より，平均は $1/n$ 倍，分散は $(1/n)^2$ 倍となることから

$$\text{平均}=p, \quad \text{分散}=\frac{pq}{n}=\frac{p(1-p)}{n} \tag{15.5}$$

になることがわかる．

[*1] 平均については，60回サイコロを振ったときに1の目が出る回数 X の期待値は，サイコロを1回振ったときに1の目が出る確率 $1/6$ に，振る回数60をかけて10になることから，計算をしなくてもわかるだろう．

g. 2項分布の正規分布近似

ベルヌーイ試行の各試行の結果を，次のような値をとる変数 Y で表してみる．

$$Y=\begin{cases} 0 & (\text{事象が起きなかった場合}) \\ 1 & (\text{事象が起きた場合}) \end{cases}$$

Y は確率 p で値1を，確率 $(1-p)$ で値0をとる離散確率変数になる．n 回のベルヌーイ試行を行ったときの Y の和

$$Y_1+Y_2+\cdots+Y_n$$

は事象が起きた回数 X に他ならない（事象が起きたときは Y は1，起きなかったときはゼロなので）．ここで，

> どんな分布に従う変量であっても，n 個をランダムに取り出した場合，その和の分布は，足す個数が多くなるにつれ，正規分布に近づいていく

という中心極限定理を思い出すと，$X=Y_1+Y_2\cdots+Y_n$ は正規分布に近づいていくことがわかる．さらに，X の平均は np，分散は npq なので，n が大きくな

れば X は平均 np, 分散が npq の正規分布に近づくことになる[*1)]．

> 2 項分布 $B(n, p)$ は n が大きくなると正規分布 $N(np, npq)$ に近づいていく

このように n が大きくなると正規分布に近づくとき「2 項分布は**漸近的**に正規分布に従う」と言う．

図 15.2 は，$n=10$, $p=0.5$ のときに，X の分布 $B(10, 0.5)$ とその近似 $N(5, 2.5)$ を重ねて描いたものである．n の数が 10 程度でも近似がかなりよいことが見てとれる．なお，p がゼロや 1 に近い場合は，図 15.2 のような左右対称の分布にはならないため，n がかなり大きくないと近似はよくないことに注意する必要がある．

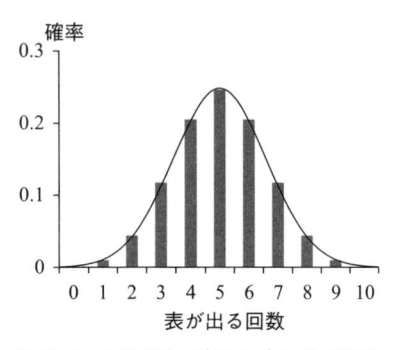

図 15.2 2 項分布 $B(10, 0.5)$ とその正規分布近似 $N(5, 2.5)$

2 項分布の正規分布近似は，離散分布を連続分布で近似しているので，事象が起きた回数 X がある値をとる確率を計算する場合は注意が必要である．例えば，X が 2 項分布 $B(10, 0.5)$ に従うときに，$P(3 \leq X \leq 7)$ の近似を求めたいとする．

$$B(10, 0.5) \fallingdotseq N(10 \times 0.5, 10 \times 0.5 \times 0.5) = N(5, 2.5)$$

なので，正規分布 $N(5, 2.5)$ に従う Y に対して，$P(3 \leq Y \leq 7)$ を計算すればよさそうだが，この確率が図 15.2 の上でどこに相当するかを描いてみると，2 項分布で「$X=3$, $X=7$」の場合に対しては，それぞれの確率を表す縦棒の片半分しか占めていないように見える．むしろ，$X=2$ と $X=3$ の棒と棒の間を境界として

$$P(2.5 \leq Y \leq 7.5)$$

を計算した方がずっと正確な近似になっているように見える．実際に確認するために，次の問題を解いてみよう．

【問 1】
(1) 離散確率変数 X が $p=0.5$, $n=10$ の 2 項分布 $B(10, 0.5)$ に従うとき，$P(X=3 \text{ or } 4 \text{ or } 5 \text{ or } 6 \text{ or } 7)$ を求めよ．

(2) 連続な確率変数 Y が，平均が 5，分散が 2.5 の正規分布 $N(5, 2.5)$ に従うとき，$P(3 \leq Y \leq 7)$，$P(2.5 \leq Y \leq 7.5)$ をそれぞれ求めよ．

実際にそれぞれの確率を計算してみると，(1) の値は 0.8906 なのに対して，補正なしの $P(3 \leq Y \leq 7)$ は 0.7941 とかなり誤差がある．それに対して，$P(2.5 \leq Y \leq 7.5)$ は 0.8862 と実際の値にかなり近いことが確認できる．

[1]) n が大きくなると 2 項分布が正規分布で近似できるという関係は，フランスの数学者ド・モアブルが 18 世紀に見つけたと言われている．歴史的に見ると，中心極限定理はこの関係を一般の分布に拡張することで得られた【蓑谷, 2009】．

確認問題

1. 1 回の試行で事象が起きる確率が p の試行を n 回繰り返すことを ［A］と言い，事象が起きる回数 X は最小値が ［B］，最大値が ［C］，$X=r$ となる確率は ［D］となる．X の分布を ［E］と呼び，$X \sim$ ［F］と表記する．
2. ［E］の平均は ［G］，分散は ［H］である．［E］は n が大きくなると正規分布 ［I］に近づく．

【答】 A. ベルヌーイ試行 B. 0 C. n D. $_nC_r \times p^r \times (1-p)^{n-r}$ E. 2 項分布 F. $B(n, p)$ G. np H. $np(1-p)$ I. $N(np, np(1-p))$

第16講

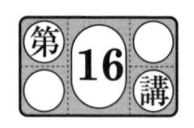

割合の推定
― 有病率はどうやって推定するの？ ―

Q: ある病気に罹患している人の割合 p を推定する方法を教えて下さい．

A: n 人を無作為標本抽出したとき，その病気に罹っている人の人数 X は 2 項分布に従うことを利用します．2 項割合 p の信頼区間の推定方法はいくつかありますが，その中でもっとも標準的な Clopper-Pearson の正確法を最初に紹介します．次によく使われているのは，2 項分布の正規分布近似を利用する方法ですが，その中でももっとも古典的な Wilson の信頼区間を次に紹介します．

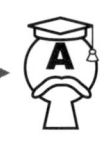

初心者向けの統計学の教科書には，Wilson の信頼区間を単純にした Wald の信頼区間がよく紹介されていますが，誤差が大きいのでふつうは使いません．ただ，定期試験でよく出題されますので，この方法も簡単に紹介します．

a. Clopper-Pearson の信頼区間

ある母集団の中で，例えば花粉症に罹患しているというような，ある特性をもっている人の割合 p を推定する問題は，母平均の推定と並んでよく出会う問題である．母集団の大きさが無限大だとすれば，そこから n 人を無作為標本抽出したとき，その特性をもっている人の人数 X は 2 項分布 $B(n, p)$ に従う．そのため，p のことを 2 項割合と呼ぶのだった．

2 項割合に対しても，t 分布を使った母平均の信頼区間の計算法のような正確な推定方法はないだろうか．いきなり，この問題を解くのは難しいので，p がわかっているときに X がどうなるかという確率の問題から始めよう．例えば，視

a. Clopper-Pearson の信頼区間

聴率 p が 0.4 のときに，100 世帯を無作為に選んで調査をしたとき，番組を見ていた世帯が 20 世帯以下である確率 $\mathrm{P}(X \leq 20)$ は，100 人中 r 人が番組を見ている確率が

$$\mathrm{P}(X=r) = {}_{100}\mathrm{C}_r (0.4)^r (0.6)^{100-r}$$

となることを利用して，以下のように計算できる．

$$\mathrm{P}(X \leq 20) = \sum_{r=0}^{20} \mathrm{P}(X=r) = \sum_{r=0}^{20} {}_{100}\mathrm{C}_r (0.4)^r (0.6)^{100-r}$$

では，最初の問題，ある番組を見ていた世帯数 X が与えられたときに p を推定するという問題はどうであろうか．第 12 講で正規分布の母平均の信頼区間を求めたが，このときは母標準偏差の値は定数として計算を進めることができた．しかし，2 項分布の場合は標準偏差 $= \sqrt{np(1-p)}$ であり【⇒第 15 講 f 節】，p の値が変わると標準偏差も変わってしまうので，事情が込み入ってくる．

この問題に対する古典的かつ代表的な解法が，Clopper と Pearson が 1934 年に提案した方法である．推定を何度も繰り返したときに，求めた区間が母数 p を含んでいる割合が 95% になる，という信頼区間の考え方は同じである．第 12, 13 講で紹介した正規分布の母平均の信頼区間の場合は，標本や標本平均がある範囲の値をとる確率，例えば

標本 X の値が，$\mu - 1.96\sigma \leq X \leq \mu + 1.96\sigma$ となる確率は 0.95

となることから信頼区間を求めることができたが，2 項割合に対してはその方法は適用できないので，少し異なるアプローチをする．

100 世帯を調査したら 20 世帯が番組を見ていた場合を例にとって考えてみよ

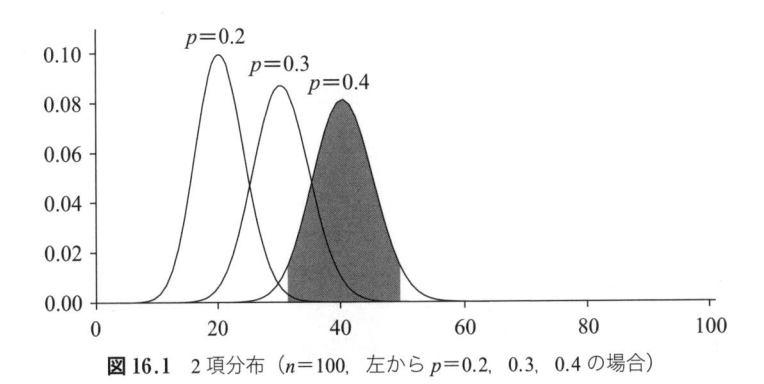

図 16.1 2 項分布 ($n=100$，左から $p=0.2$，0.3，0.4 の場合)

う．今，わかっているのは $n=100$, $X=20$ という2つの数値で，これから未知の2項割合 p の信頼区間を求めるのが解きたい問題である．まず任意の p を考える．例えば，$p=0.4$ であれば番組を見ている世帯数 X の分布は $B(100, 0.4)$ で，平均値は40世帯，確率分布は図16.1の一番右のグラフになる．

今，X の標準偏差は

$$\sqrt{np(1-p)} = \sqrt{24} \fallingdotseq 4.9$$

なので，2項分布の正規分布近似を利用すると X の95%の範囲は「平均±1.96×標準偏差」からだいたい30～50になることがわかるが（図中の灰色の部分），$X=20$ は範囲の外である．p が別の値の場合も考えてみよう．例えば，$p=0.2$ であれば一番左の分布のように $X=20$ は範囲の中央になる．このとき，$p=0.4$ のときのように観測値 $X=20$ が95%の範囲外の場合はその p である可能性は少なく，$p=0.2$ のときのように観測値 X が95%の範囲内であれば「その p の値である可能性が十分にある」と考えるのは自然な発想であろう．以上の計算を0～1のすべての p について行い，以下のように信頼区間を構築する．

> 観測値が95%の範囲内になる p の下限を p_{low}，上限を p_{up} としたとき，$[p_{\text{low}}, p_{\text{up}}]$ を p の95%信頼区間と考える

これを Clopper-Pearson の信頼区間，この方法を Clopper-Pearson の正確法と呼んでいる．なお，$X=0$ または $X=n$ の場合は上限または下限のみを計算する．

実際の計算に際しては，p_{low}, p_{up} を求めるために素朴に計算を繰り返すのは大変だが，F分布と呼ばれる既知の分布と2項分布の関係を利用して，式の形で信頼限界を計算することができる．導出過程はこの本の範囲を超えるが，その結果を使った信頼区間の計算は易しいので，具体的な計算方法を付録に記しておいた．その結果を使うと，この場合の p の95%信頼区間は

$$0.127 \leq p \leq 0.292$$

となる．$n=100$ では，信頼区間の幅は12.7～29.2%とずいぶん広い．

> [Note] 別な言い方をすると，観測値が95%の範囲内になる p をすべて合わせたものを信頼区間とするということである．この考え方を使って，標準偏差が既知の場合の正規分布の母平均の信頼区間を導いてみると，第12講で統計量

a. Clopper-Pearson の信頼区間

(X または $\overline{X}$)の分布から求めた信頼区間と完全に一致することが確かめられる.

|Note| （中級） Clopper-Pearson の信頼区間を式で書くと，$n=100$, $X=20$, $\alpha=0.05$ として，

$$P\{x \leq 20 | x \sim B(100, p_{\text{up}})\} = \sum_{r=0}^{20} P\{x=r | x \sim B(100, p_{\text{up}})\} = \frac{\alpha}{2}$$

$$P\{x \geq 20 | x \sim B(100, p_{\text{low}})\} = \sum_{r=20}^{100} P\{x=r | x \sim B(100, p_{\text{low}})\} = \frac{\alpha}{2}$$

となる p_{low} と p_{up} を 95％信頼区間の信頼下限と信頼上限にするということである．この方程式の意味がつかめないときは，図16.1で $p=0.3$ の場合に，最初の式の左辺が示している範囲を図に書きこんでみるとよい．

|Note| **Clopper-Pearson の正確法の誤差**（中級）

信頼率の意味は，所定のやり方で推定を無限回繰り返したとき，判定が正しい割合が，例えば 0.95 になるということであった．Clopper-Pearson の正確法を使って信頼区間を計算したとき，正解率はどうなるだろうか．例として，表裏が公平に出る硬貨を 10 回振った場合を考えてみよう．このとき，表が出る回数は $n=10$, $p=0.5$ の 2 項分布に従い，結果は図16.2で示した 11 通りになる．観察者が知ることができるのは，目の出た回数 X と繰り返しの回数 10 である．この 2 つの数字に基づいて，Clopper-Pearson の信頼区間を計算したとしよう．

硬貨を 10 回振ったときの結果は 11 通りだが，11 通りのそれぞれについて信頼区間 $[p_{\text{low}}, p_{\text{up}}]$ を計算し，求めた信頼区間の中に $p=0.5$ が入っていれば推定は正解，残りの場合は推定は不正解である．全体の正解率は，11 通りの中で信頼区間が 0.5 を含んでいた場合の確率を足したものになるが，11 通りのそれぞれが起こる確率は，$p=0.5$ のときはある値に決まっており，それを足し合わせて都合よく 0.95 にすることは原理的にできない．

では Clopper-Pearson の正確法を繰り返したときに，推定が正しい割合はどうなるのだろうか．信頼率が 0.95 の場合を考えてみる．Clopper-Pearson の正確法では，観測値 X が

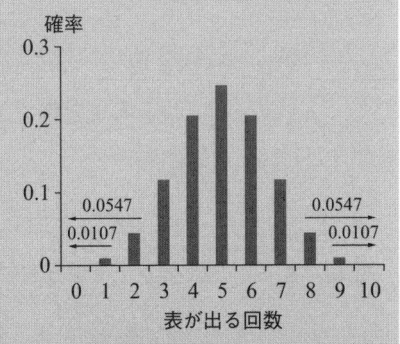

図 16.2 硬貨を 10 回振ったときに表が出る回数の分布

95%の範囲に入っていればその p は信頼区間に含まれるので，信頼区間が真の $p(=0.5)$ を含まないのは観測数 X から外側の確率が $0.05/2=0.025$ を下回る場合である．

　例えば，$X=1$ だったとしよう．このとき，図 16.2 に示したように，$p=0.5$ のときの $X=1$ に対する下側確率は 0.01074 なので，$p=0.5$ のとき $X=1$ は 95%の範囲に含まれない．したがって，$X=1$ だったとき $p=0.5$ は信頼区間に含まれないことになる．それに対して，$X=2$ のときは $p=0.5$ に対する下側確率は 0.0547 なので，$X=2$ は 95%の範囲に含まれる．よって，$X=2$ のとき $p=0.5$ は信頼区間に含まれる．以上の計算から，信頼区間が真の値 $p=0.5$ を含まないのは $X=0, 1, 9, 10$ の 4 つの場合であり，その確率は 0.05 以下であることがわかる．実際，この場合の確率は 0.01074×2 なので，およそ 0.0215 になる．したがって，この場合，信頼区間が真の p を含む確率は 0.9785 となる．

　このように，Clopper-Pearson の正確法は任意の信頼率をぴったりと実現できるわけではないが（これは，他のどんな方法でも同じ），正解率は設定した信頼率（例えば 0.95）より高い値となることが保証される上，信頼率の正確な計算が可能という優れた特長がある．

b．2 項分布の正規分布近似を利用する方法（Wilson の信頼区間）

　次に n が大きいときの近似計算を紹介しよう．例として，先ほどと同じく 100 世帯を無作為標本抽出して調査したところ 20 世帯が番組を見ていたという場合を考えてみる．母集団の 2 項割合を p，調査結果から求めた p の点推定値を $\hat{p}(=X/n)$ とすると，

$$\hat{p}=0.2$$

となる．X は 2 項分布 $B(n, p)$ に従い，条件がよければ正規分布で近似できるので，$\hat{p}=X/n$ も正規分布で近似できる．具体的には，(15.5)式より平均$=p$，分散$=p(1-p)/n$ なので，

$$\hat{p} \sim N\left(p, \frac{p(1-p)}{n}\right) \tag{16.1}$$

と近似できることになる．正規分布の場合の，変数の値の 95%の範囲から

$$p-1.96\sqrt{\frac{p(1-p)}{n}} \leq \hat{p} \leq p+1.96\sqrt{\frac{p(1-p)}{n}} \tag{16.2}$$

を満たす確率は 0.95 であることがわかる．この式をよく見ると，不明なのは求

めたい母数 p だけで，残りの n と $\hat{p}$ は既知である．正規分布の場合と比較すると，標準偏差にまで未知の p が入っていて，複雑な形をしているが，この式が p について解ければ，p の 95％信頼区間が得られそうである．p を中央の項に移項して，不等式の各辺を二乗すると以下の関係が得られる．

$$(\hat{p}-p)^2 \leq 1.96^2 \frac{p(1-p)}{n} \tag{16.3}$$

この式は p の 2 次不等式なので，これを解くのは中学校の数学の問題である．念のために一般解を記すと以下のようになる．この式は複雑な形をしているが，(16.3)式を p について解くだけなので，計算自体は単純である．

$$\frac{\left(\hat{p}+\frac{1.96^2}{2n}\right)-1.96\sqrt{\frac{\hat{p}(1-\hat{p})+\frac{1.96^2}{4n}}{n}}}{1+\frac{1.96^2}{n}} \leq p \leq \frac{\left(\hat{p}+\frac{1.96^2}{2n}\right)+1.96\sqrt{\frac{\hat{p}(1-\hat{p})+\frac{1.96^2}{4n}}{n}}}{1+\frac{1.96^2}{n}}$$

この式に，$\hat{p}=0.2$ と $n=100$ を入れると p の 95％信頼区間が得られる．

$$0.133 \leq p \leq 0.289$$

この計算法は Wilson が 1927 年に提案したもので，**スコア法**とも呼ばれている．近似計算だが，精度も比較的よく実際に使用しても大きな問題はない．

c．Wald の信頼区間

(16.2)式は 2 項分布の正規分布近似からすぐに導けるが，標準偏差にまで未知の母数 p が入っているので，p の不等式として解くことによって，上述のWilson の信頼区間を導いた．少々乱暴だが，標準偏差がわからないのであれば p の代わりに $\hat{p}$ を使うと概算ができる．実際に，$\hat{p}=0.2$ を入れると

$$0.122 \leq p \leq 0.278$$

となるが，これを **Wald の信頼区間**と呼んでいる．2 項分布を正規分布で近似しただけでなく，標準偏差を計算するときに，2 項割合 p の代わりにその推定値 $\hat{p}$ を用いている．そのため，他の方法より誤差がかなり大きい．ただ，計算が簡単であり，統計学の定期試験でよく出題されるので簡単に紹介をした【⇒詳しい計算手順は巻末の定期試験頻出計算問題 6】．

> **Note** 信頼区間の誤差の比較（中級）
>
> Clopper-Pearson の正確法は，求めた信頼区間に対する正確な信頼率を計算できるが，与えられた信頼率を必ずしも実現できないという問題がある．しかし，これは離散分布特有の問題であり，a 節の Note の議論からわかるように，特定の p に対して所定の信頼率を実現する信頼区間をつくることは，他のどんな方法でもできない．一方，与えられた信頼率を，いろいろな p の値を通して平均的に達成するということでよければ可能である．Wilson の信頼区間や Agresti-Coull の信頼区間【Zar, 2009】と呼ばれる方法は，与えられた信頼率に平均的に忠実な方法として位置づけることができる．ただし，与えられた信頼率より正解率が低くなる場合があることは注意を要する．また，平均的に信頼率を達成することに，はたして意味があるのかという疑問もある．
>
> 統計ソフトでは，ここで紹介した方法はいずれも利用できることが多い．Clopper-Pearson の正確法以外の方法も，その問題点が理解できる場合は使用してもよいが，そうでないときは Clopper-Pearson の正確法を使う方がよいだろう．なお，2項割合の信頼区間は，$n=100$ 程度の場合はとても広いことも覚えておきたい．Wald の方法は誤差が大きいため，実際の研究で他の方法の代わりに使う理由はないが，コンピュータがなくて手計算で概算をしたいときは十分に利用価値がある（信頼区間の幅はどのみち広いので）．

確認問題

1. ある病気の罹患率 p を求めたい．無作為標本抽出により n 人を調査したところ X 人がその病気だった．p の信頼区間はどうやって計算すればよいだろうか．
2. ある番組の視聴率を調べるために，500 世帯を選んで無作為に調査したところ，100 世帯がその番組を見ていた．2項分布の正規分布近似を利用して，この番組の視聴率の 95％信頼区間を求めなさい．

【答】 1. 実際の研究の場合，通常は Clopper-Pearson の正確法を使う．計算にあたっては，以下のやり方がよいだろう．
・信頼できる統計解析ソフトを利用する
・信頼できる表計算ソフトの F 分布関数を利用して計算する【⇒付録】
統計解析ソフトには，Wilson や Agresti-Coull の信頼区間も搭載されているので，これらの方法を使ってもよい．
2. 巻末の定期試験頻出計算問題 6 を参照．

第17講 統計的検定の基本的な考え方
― はじめての検定 ―

Q: 区間推定の理屈はだいたいわかりましたが，検定の考え方がいまひとつすっきりしません．何かよい理解方法はありませんか．

A: 調査や実験の結果から，「ある薬は治療効果があるか」といった疑問に答えたいことはよくあります．標本データをもとにこの問いに直接答えるのは困難ですが，条件を限定すれば言えることがあります．例えば，「その薬は効果がない」という仮説が本当は正しいときに，観察した実験結果が得られる確率です．もしその確率がとても小さいときは，仮説が正しい（この場合は，薬は効果がない）にもかかわらず珍しいことが起こったのでなく，仮説が間違っていた（薬は効果がある）と判定します．これが，統計的検定の基本的な考え方です．もちろん，この判定は正しい場合も間違いの場合もあります．仮説が否定されたとき，仮説を否定できなかったときに，それぞれ何が言えるかを正確に理解することが重要です．

a. 統計的検定

これまでは母集団について知るという問題を，母数の信頼区間を求める問題に置き換えて議論してきたが，代表的な統計的方法にはもう1つ，**統計的検定**（statistical test）と呼ばれる手法があり，母数がある値かどうか，2群の母数の値は等しいか，母集団がある確率分布をしているかどうかなどを判定する問題に利用されている．ウナギは夏バテに効くのか，男女の出生率は同じなのか，女性のほうが赤の好きな人の割合が多いのか，お年玉の額は対数正規分布をしているかなど，統計的検定の対象となる問題はさまざまである．

そして，多様な問題に答えるためにいろいろな手法が工夫されているが，この講ではその中でももっともシンプルな「符号検定」について説明する．符号検定は数学的には単純な手法だが，そのもとになっている考え方は，統計的検定のすべての手法に共通するものである．別な言い方をすると，符号検定の考え方を理解できれば，他の検定手法は判断に利用する統計量とその分布の違いに過ぎないとも言えるので，この節の内容はしっかりとマスターしてほしい．

> |Note| 統計的推定と比べると統計的検定は落とし穴が多く，結果の解釈にあたっては十分な知識と注意が必要である．検定手法を誤用していたために，せっかくの研究結果が学術誌に受理されないということも珍しくないので，検定の考え方については第17〜21講で丁寧に説明していく．

b. 符号検定

次の問題を考えてみよう．入浴の前後で平均血圧が変化するかどうかを，高血圧患者10人（名前を A, B, C, D, E, F, G, H, I, J とする）を対象に調べたところ，うち1人（C）は血圧が上昇したが，残りの9人は血圧が下がったという．このとき，「入浴の前後で平均血圧は変化する」と言えるだろうか[*1)]．

証明したいと思っている仮説は何かと言えば，ここでは「入浴の前後で平均血圧は変化する」であろう．「入浴に**効果**（effect）がある」と言い換えてもよい．これを**対立仮説**（alternative hypothesis）と呼ぶ．統計的検定では，対立仮説が正しいと主張できるかどうか調べるために，それとは背反する仮説を立てる．これを**帰無仮説**（null hypothesis）と呼ぶ．この場合は「血圧に対して入浴の効果はない」が帰無仮説になる．対立仮説と帰無仮説を立てることが，統計的検定の第一歩である．

次に帰無仮説が正しい場合に，実際の測定結果になる確率を計算する．そして，もしその確率がとても低いときは，帰無仮説が正しくて確率が低いことが起こったのではなく，帰無仮説が間違っていたと判断する．高校数学で習った背理法に似た考え方である．この計算のために適切な統計量を考え，測定結果が得られる確率（もう少し正確に述べると，測定結果以上に珍しい結果になる確率）を実際に計算するのが，統計的検定の2番目のステップである．

計算結果が得られたら，統計学の言葉で判定結果を述べる．これが最後のステ

b. 符号検定

ップである．帰無仮説はゼロ仮説と呼ばれることもあるように，通常「効果はゼロ」という形をとるが，これは以後の計算を可能にするためである．

　帰無仮説が正しく入浴をしても血圧への影響がないとすれば，血圧の上下は単に偶然の結果なので，個々の被験者で血圧が上下する確率はともに0.5と考えることができる（血圧は連続量なので，まったく同じ値をとる確率はゼロとみなせるが，仮にゼロだったときはその症例は省いて解析する）．したがって，帰無仮説が正しければ，血圧が上昇する人は10人中の半分くらいになることが多く，1人もいないとか1人しかいないというケースは珍しいのではないかと想像できる．そこで，観察した事象（10人中1人が上昇，9人が下降）がどの程度珍しいかを計算してみよう．

　血圧が上昇した人の数を X 人とする．これが検定に使う統計量で，**検定統計量**と呼ばれる．帰無仮説が成立していて入浴の前後で血圧の変化がないときは，ある人の血圧が上がる確率は0.5であり，それぞれの人がどうなるかは独立なので，X は2項分布 $B(10, 0.5)$ に従う．公平な硬貨を10回投げたときに表が出る回数の分布とまったく同じである．したがって，第15講の結果を利用できるが，以下では復習も兼ねて素朴に計算してみる．

　帰無仮説が正しく血圧が上がる確率は0.5のときに，$X=0$ である確率は，

「Aさんの血圧が下がる」，かつ「Bさんの血圧が下がる」，かつ…

であり，それぞれの確率は0.5なので

$$P(X=0)=(0.5)^{10}=0.0009765625$$

となる．では，$X=1$ である確率はどうであろうか．Aさんは血圧が上がり，残りの9人が下がる確率は，同様にして

$$(0.5)\times(0.5)^9=(0.5)^{10}=0.0009765625$$

である．Bさんだけが血圧が上昇する確率，Cさんだけが血圧が上昇する確率もまったく同じである．誰か1人だけが血圧が上昇する場合は全部で10通りあるので，

$$P(X=1)=10\times(0.5)^{10}=0.009765625$$

となる．

　次に，誰か2人だけが血圧が上昇する確率を計算してみよう．AさんとBさんだけが血圧が上昇する確率は

$$(0.5) \times (0.5) \times (0.5)^8 = (0.5)^{10} = 0.0009765625$$
　　A↑　　B↑ 残りの8人↓

である．では，10人中2人の血圧が上昇する場合は何通りあるかというと，「10人から2人を選ぶ組み合わせ」なので

$$_{10}C_2 = \frac{10 \times 9}{2 \times 1} = 45 \text{ 通り}$$

である．この45通りのそれぞれの確率は，AさんとBさんだけが血圧が上昇する確率と等しいので，誰か2人だけが血圧が上昇する確率は

$$P(X=2) = 45 \times 0.0009765625 = 0.0439453125$$

となる．X が3，4，…である確率も同様にして計算することができる．その結果をグラフにすると，図17.1に示した山型の分布になるが，これが2項分布 $B(10, 0.5)$ である．

10人中血圧が上昇する人数 X の平均値は，どの人も血圧が上昇する確率は0.5なので，

$$E(X) = n \times p = 10 \times (0.5) = 5 \text{ （人）}$$

である．図を見ても，平均値の5人に近い値になる場合が一番多く，平均値から遠い $X=0$ や $X=10$ である確率はどちらもとても低いことがわかる．本題に戻って「観察した事象（10人中1人が上昇，9人が下降）がどれくらい珍しいか」を考えてみよう．この場合は平均的な場合からどれくらい外れているかを評価するのだから，「血圧が上昇した人の数が1人の場合」でなく，「血圧が上昇した人の数が1人以下の場合」が指標になると考えられる．この確率を「$X=1$」の**下側確率**と呼ぶ．

ここで大切な注意がもう1つある．図17.1を見ながら考えるとわかるが，「血圧が上昇した人数が1人以下」が平均的な場合から外れているとすれば，同じように平均的な場合（5人）から4人以上離れている「血圧が上昇した人数が9人以上」の場合も，「平均的な場合から外れている」場合に入れなくてはいけない

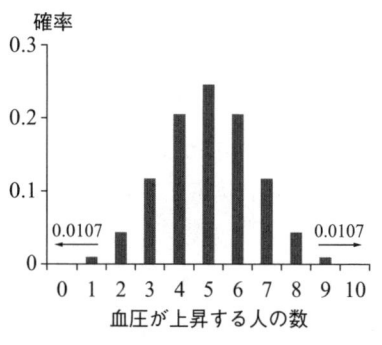

図 17.1 血圧に対して入浴の影響がない場合に，血圧が上昇する人数の分布

だろう．つまり，1人だけ血圧が上昇したということがどれくらい珍しいかは，下側確率 $P(X \leqq 1)$ だけではなく，同じように平均値から4人以上離れている**上側確率** $P(9 \leqq X)$ も合わせて考えなくてはいけない．この確率（**両側確率**と呼ぶことにする）を計算すると以下のようになる：

$$P(X \leqq 1 \text{ または } 9 \leqq X) = P(X \leqq 1) + P(9 \leqq X)$$
$$= P(X=0) + P(X=1) + P(X=9) + P(X=10)$$
$$= 0.0009765625 + 0.009765625 + 0.009765625 + 0.0009765625$$
$$\fallingdotseq 0.0215$$

以上の計算から，$X=1$ の珍しさを確率で述べると，帰無仮説が正しい場合は100回に2回（0.0215）くらいしか起きない程度ということになる．帰無仮説が正しい場合に，観察した標本の状態以上に珍しい状態になる確率（今の例では0.0215）を**有意確率**または **p 値**と呼ぶ．通常は，上の例のように両側確率を有意確率と考える．

以上の手順では，検定統計量として血圧が上昇した人の人数 X を使い，帰無仮説が成立しているときの X の確率分布を使って結論を導いたことに注意しよう．また，観察した事象が起きる確率だけを計算するわけではないことにも合わせて注意しよう．

さて，$X=1$ は帰無仮説が正しいとすると珍しい結果だということがわかったが，では実際は帰無仮説が正しいかどうかというと，次の2つの可能性がある．

1. 帰無仮説が正しく，確率 0.0215 でしか起こらないことがたまたま起こった
2. 帰無仮説は間違っており，入浴の前後で平均血圧は変化する

この場合，どちらと判断すべきだろうか．観察した情報が限られているので，完全に正しい判断は原理的に不可能である．そこで，有意確率（この場合は0.0215）が小さい場合は，「帰無仮説が正しい」にもかかわらずめったに起きないことが起きたのでなく，帰無仮説が間違っていたと考える，という判定方法が一般に受け入れられている．このような場合は「帰無仮説は正しく，めったに起こらないことが起こった」と考えるより，「帰無仮説が間違っていた」と考えて帰無仮説を否定する（統計学では**棄却**すると言う）ほうが，自然だと思われるからである[*2]．病院で検査をしたときに，健康な場合はめったにない高い値が出たとき，「実際は健康だが，たまたま珍しい値が出た」のではなく「病気の可能性が高い」と判断するのと似ている．もちろん，この判定が間違いのときもある

ので，一定の条件付きである*3).

さて，「めったに」を具体的にどう考えるかだが，習慣的に確率5%と確率1%がよく使われている（0.1%や10%が使われることもある）．これを**有意水準**または**危険率**と呼ぶ．有意水準はギリシャ文字のα（アルファ）で表す．そして，p値があらかじめ決めておいた有意水準αより小さいときは，帰無仮説は間違いだったと判定する．先ほどの例でいえば，$\alpha=0.05$であればp値は0.0215なので帰無仮説は間違いと判定する．

以上の手続きをまとめると次のようになる【⇒詳細な手順は講末を参照】．

---
1. 対立仮説と帰無仮説を立てる
2. 帰無仮説が正しい場合に観測値になる「珍しさ」を計算する
3. その確率があらかじめ設定しておいた有意水準より小さいときは，帰無仮説が間違いで対立仮説が正しいと判断する

このような判定の仕組みを，統計的仮説検定または統計的検定と呼んで，信頼区間の推定と並んで統計的方法の代表的な手法となっている．なお，ここで紹介した方法は，個々の測定結果を＋か－かという符号で表現するので，**符号検定**（sign test）と呼ばれている．

*1) 血圧の値の変化には上下だけでなくその大きさもあるが，ここでは上下だけに注目して何が言えるかを考える．変化の大きさも考慮に入れた方法については，第22, 24講で説明する．
*2) この判断が本当に自然かどうかは，もっと厳密に検討する必要がある．詳しくはこの後の講で議論する．
*3) 条件を具体的に述べると，帰無仮説が正しいときに間違って帰無仮説を否定する誤りを一定の確率（具体的にはα）までなら認めるということである．

> [Note] 帰無仮説はH_0，対立仮説はH_1と表記する．Hはhypothesisの頭文字である．入浴前後の血圧の変化をX(mmHg)，その母平均をμとすると，帰無仮説と対立仮説は以下のように表現できる： $H_1:\mu\neq 0$, $H_0:\mu=0$

c. 有意水準と棄却域

帰無仮説が正しいとすると確率5%以下でしか起きないことが起きたために，

c. 有意水準と棄却域

帰無仮説を否定する場合,「**帰無仮説を有意水準 5% で棄却する**」とか「**統計的に有意**」と表現する. 帰無仮説を棄却する検定統計量（この場合は X）の範囲を**棄却域**, その境界を**有意点**と呼んでいる.

入浴前後の血圧変化の例では $X \leq 1$ または $9 \leq X$ の確率は 0.0215 なので, $\alpha = 0.05$ のとき $X = 1$ なら帰無仮説は棄却される. なお, $X \leq 2$ または $8 \leq X$ の確率は 0.1094 になるので, 有意水準 5% の棄却域は $X \leq 1$ と $9 \leq X$ になる. また, 棄却域でない $2 \leq X \leq 8$ を**採択域**と呼ぶ.

診断のための検査については次講で詳しく議論するが, 検査結果の数値がある値以上または以下であれば異常と判断することが多い. 統計的検定の場合も同様に, 有意点をあらかじめ計算しておき, 検定統計量の値が有意点より外側であれば「帰無仮説は間違い」と判定するやり方もある.

統計的検定の解説の最後に大切な注意を挙げておきたい. 検定の結果わかるのは有意確率であり, それ以上の情報はない. 有意水準を設けて, それより有意確率が大きいか小さいかで判定結果を 2 分することは, せっかくの連続量（有意確率）の情報を 2 値化し, 情報の量を減らすことになり好ましいとは言えない. したがって, 統計的検定の結果は, <u>ある有意水準で有意だったかどうかでなく, 有意確率（p 値）をそのまま伝えるほうがよい</u>[1,2)【⇒第 19 講】.

[1)] 有意水準に 1% とか 5% とか特定の値をあてるのは恣意的であるとの批判を免れない. この問題については第 19 講で議論する.
[2)] b 節では「対立仮説を立て」と説明したが, 計算の過程を追い直してみると, 対立仮説を表立って使っていないことに気づくだろう. この場合は, 対立仮説は単に「帰無仮説が成立しない」として検定の計算をしたことになる.

> **Note** 符号検定は個々の変化の量やその間の大小関係という情報は使わないので, その分, 仮説の誤りを検出する力は弱くなるが, 適用範囲が広いという利点がある. 符号検定は, 前後で変化があるかどうかを調べる場合だけでなく, 中央値がある値であるかどうかを判定するのにも使える. ある変量の中央値が m である場合, 観察されたデータ値が m より大きい確率, 小さい確率はともに 0.5 なので, m より大きい場合を＋, 小さい場合を−とすれば「中央値が m である」という仮説を, この講で議論した血圧の変化の問題とまったく同様に検証することができる.

d. 統計的検定の手順（まとめ）

統計的検定は手順が複雑なので，復習も兼ねて以下にやり方をまとめておく．なお，この講の例ではどうであったかをかっこの中に記してある．

1. 対立仮説と帰無仮説を立てる（対立仮説：入浴の前後で血圧が変化する，帰無仮説：入浴の前後で血圧は変化しない）
2. 有意水準を決める（$\alpha=0.05$）
3. 検定のために使う統計量を決める（血圧が上昇した人数 X）
4. 観測したデータから検定統計量の値を計算する（$X=1$）
5. 帰無仮説が成立している場合，計算した検定統計量の値になる珍しさ（p値）を計算する（p=0.0215）．両側確率を計算することを忘れないように．
6. p値が，あらかじめ設定しておいた有意水準 α 以下なら帰無仮説を棄却して，対立仮説が成立していると考える（p<0.05 なので帰無仮説を棄却する）．

確認問題

統計的検定を行う際は，まず［ A ］と［ B ］を立てる．また，検定に利用する［ C ］を決める．［ C ］はその分布がわかっている必要がある．次に測定結果をもとに［ C ］の値を計算し，［ B ］が成立している場合に［ C ］がその値より珍しい値（平均より遠い値）をとる確率を計算する．この確率を［ D ］というが，この値があらかじめ決めておいた［ E ］以下のときは［ B ］は成立しないと考えて［ B ］を［ F ］する．

【答】 A. 対立仮説　B. 帰無仮説　C. （検定）統計量　D. 有意確率，p値　E. 有意水準　F. 棄却

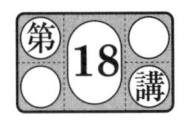

第18講 診断・検査の性能の指標
― 感度・特異度って何？―

Q: 感度と特異度がどうもよくわからないのですが.

A: いずれも診断や検査の判定能力を表す指標です．病気でないときに誤って病気と診断することを偽陽性，病気のときに間違って病気でないと診断することを偽陰性と言います．それに対して，感度は病気のときに病気であると正しく診断する確率（真陽性の確率），特異度は病気でないときに病気でないと正しく診断する確率（真陰性の確率）です．

a. 診断・検査の性能の指標

統計的な判断（統計的検定）と医療における診断や検査は，完全ではない情報からできるだけ正確な判定をしたいという点がとてもよく似ている．診断や検査に伴う判定の誤りを数量的にどう扱うかを理解しておくと，統計的検定の考え方の理解の助けにもなるので，ここでは少し回り道をして，診断と検査の問題を眺めてみる．

例えば，インフルエンザの疑いがある場合，診断のためにインフルエンザウイルスの抗原を検出する迅速診断キットが用いられているが，感染初期には抗原が検出できないため，本当はインフルエンザなのに陰性と誤って判定される可能性がある．この誤りを**偽陰性**，英語で false negative と言う．また，キットが出たばかりのころはインフルエンザではないのに間違って陽性と判断される**偽陽性**（false positive）が問題になった．このような実際の病気の状態と検査結果の組み合わせを整理すると，表 18.1 のように 4 通りに分類できる．4 通りのうち，2

通りは判定が正しく，残りの2通りは判定が間違いである．また，判定の間違いは，実際は病気のときに陰性と判定する間違いと，実際は病気でないのに陽性と判定する間違いの2種類がある．

表18.1 検査結果の正誤の分類

		実際の状態	
		病気あり	病気なし
検査結果	陽性	真陽性 true positive	偽陽性 false positive
	陰性	偽陰性 false negative	真陰性 true negative

指標の説明に入る前に，基本的な用語の意味を確認しておこう．日本では英語の用語もよく使われるし，英語のほうが用語の意味がわかりやすい場合もあるので，英語も一緒に覚えてしまおう．

・陽性（positive）：検査結果が病気と考えられる値だった
・陰性（negative）：検査結果が病気ではないと考えられる値だった
・真（true）：判断が正しい（病気のときに病気，または病気でないときに病気でないと判断する）
・偽（false）：判断が間違い（病気のときに病気でない，または病気でないときに病気と判断する）

表18.1から計算できるさまざまな指標は，検査の性能を評価するのに重要な役割を果たす．その中でも，有病率，感度，特異度の3つが特に重要である．

有病率（prevalence）　　病気である人の割合
感度（sensitivity）　　病気のときに病気と診断される割合
特異度（specificity）　　病気でないときに病気でないと診断される割合

【問1】 次の表18.2は，ある集団からランダムに被験者を選んで，ある病気の検査をした結果である．この表から，この検査の感度と特異度，ならびにこの集団の有病率を計算せよ．

a. 診断・検査の性能の指標

表18.2 検査結果の正誤（単位：人）

		病気	
		あり	なし
検査結果	陽性	a	b
	陰性	c	d

【答】 有病率 $=\dfrac{a+c}{a+b+c+d}$　　感度 $=\dfrac{a}{a+c}$　　特異度 $=\dfrac{d}{b+d}$

感度は対象を病気ありの集団に限定した場合の正解率であり，特異度は病気なしの集団に限定した場合の正解率である．感度と特異度という用語は独特でわかりにくいが，慣れてくると自然に使えるようになるので，慣れるまでは何度でも定義を見返すことにしよう．なお，有病率は，検査を受ける人が母集団からランダムに選ばれていないと，正しく計算できないことに注意しよう．

感度と特異度は診断の正解率の尺度だが，間違いに視点を移した偽陽性率[*1)]，偽陰性率もよく使われるので覚えておきたい（こちらは感度，特異度と違って用語から意味が類推できるので覚えやすいだろう）．

$$偽陽性率(Fp) = \dfrac{b}{b+d} = 1-特異度,\quad 偽陰性率(Fn) = \dfrac{c}{a+c} = 1-感度$$

偽陽性率（false positive rate）は病気でないときに誤って病気と判定する割合，偽陰性率（false negative rate）は病気のときに間違って病気でないと判定する割合である．この言い方に従うと，感度は true positive rate（Tp），特異度は true negative rate（Tn）ということになる．

さて，検査値が連続量で，値が高いほうが病気を示唆する場合を考えてみよう．図18.1は，母集団を病気ありのグループ D_+ と病気なしのグループ D_- の2グループに分けた上で，グループごとに検査値のヒストグラムを描いたものであ

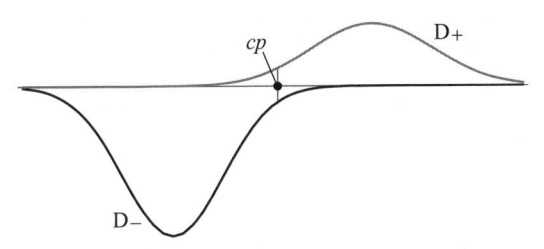

図18.1 検査結果のヒストグラムとカットオフポイント

る*2). 2つのヒストグラムが重なると読みにくいので, D_+ は上向きに, D_- は下向きに記した. 確率密度曲線ではなくヒストグラムなので, D_+ と D_- のヒストグラムを表す曲線下の面積は異なっており, それぞれのグループの人数に比例している.

【問2】 図18.1で検査値が cp より大きいときは病気と判定するとする. このとき, 表18.2のa, b, c, dは, それぞれ図18.1のある部分の面積と対応する. どの部分と対応するのか, 図に書きこめ.

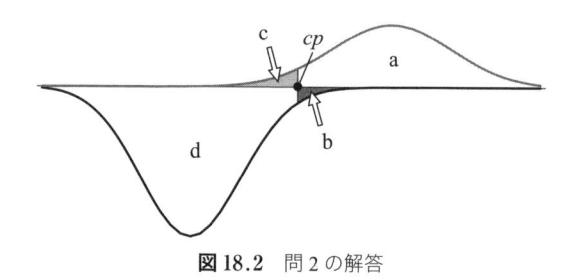

【答】

図18.2 問2の解答

*1) 偽陽性と読みは同じだが, 疑陽性（擬陽性とも書く）という用語もある. こちらは, 陽性とも陰性とも完全に断定できない場合を指す.
*2) 病気かどうかが正確に判定できないと図18.1は描けないが, 病気かどうかは通常 gold standard と呼ばれる, もっとも信頼できる指標（の組み合わせ）を使って判定する.

> **Note** 以上の指標は病気の場合, 病気でない場合, それぞれの場合における割合だが, 検査結果が陽性と陰性, それぞれの場合における指標もある.
>
> $$陽性予測値 = \frac{a}{a+b} \qquad 陰性予測値 = \frac{d}{c+d}$$
>
> **陽性予測値**は検査結果が陽性だった場合に, 実際に病気である確率
> **陰性予測値**は検査結果が陰性だった場合に, 病気でない確率
>
> 特異度, 感度, 偽陽性率, 偽陰性率とは別な角度からデータを眺めていることに気をつけてほしい.

b. カットオフポイント

検査値が連続量の場合，境界値 cp を定めてその値より検査値が高ければ病気，低ければ正常と判断することが多い．この境界値 cp のことをカットオフポイント（cutoff point）と呼んでいる．D_+群とD_-群で検査値の値が重なっていなければ完全な診断が可能だが，通常は図18.1のように2つのヒストグラムが重なる領域があり，完全に正しい判断は原理的に不可能である．

ところで，図18.1はヒストグラムなので，患者の絶対数を論じるのには向いているが，割合について論じたいときはそれぞれの曲線下の面積を1になるよう縦軸のスケールを変換した，基準化したヒストグラム（図18.3）で考えるほうがわかりやすい．偽陰性率 Fn と偽陽性率 Fp が，図18.3のどの部分に対応するかを確認しておこう．

この図を見ながら考えるとよくわかるが，ここで cp の値を低くすると偽陰性率 Fn は下がるが，偽陽性率 Fp は上がる．逆に，cp の値を高くすると偽陽性率 Fp は下がるが，偽陰性率 Fn は上がってしまう．つまり，1つの検査を使う限り，Fp と Fn の両者を同時に下げることはできないので，通常は偽陰性率 Fn がどの程度なら許されるか（別の言い方をすると，病気の場合にどれくらいの割合の見逃しなら許されるか）を臨床的に判断して，cp の値を決めなくてはいけない．

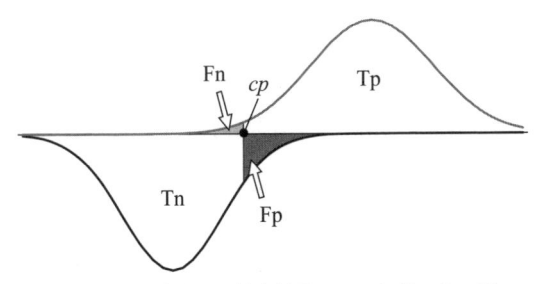

図18.3 基準化した検査結果のヒストグラムの例
上：病気の場合，下：正常な場合．

c. 偽陽性の人数を下げることの難しさ

病気の診断の場合，偽陰性は患者の病気を見逃すことにつながるので，できる

だけ低いほうがよいが，陽性と判定する基準を広くすると今度は偽陽性の人数が増えるという問題が発生する．具体的な例で考えてみよう．

【問3】 有病率（人口の中で病気である人の割合）が1%の病気の検査で，偽陰性率が0.1%になるようにカットオフポイントを設定したところ，偽陽性率が1%になったという．このとき，10万人を検査した場合，表18.2の4つのセルの人数はどうなるだろうか．もっとも平均的な場合について計算せよ．

有病率は1%なので1,000人が実際に病気だと考えられる．偽陰性率が0.1%なので，D_+群の1,000人中1人が間違って陰性，999人は正しく陽性と判定されると考えられる．一方，D_-群の人数は99,000人で偽陽性率が1%なので990人が間違って陽性と判定されると考えられる．この計算結果を表に書きこむと表18.3のようになる．

表18.3　検査結果の予測人数

		病気	
		あり(1,000人)	なし(99,000人)
検査結果	陽性	999人	990人
	陰性	1人	98,010人

表18.3を，検査結果が陽性だった人に絞って眺めると，1,989人中，本当に病気なのはその約半分の999人なので，検査結果が陽性だった人の半分は実際には病気でないことになる．この傾向は有病率が小さい病気ほど顕著になるが，同じ検査で偽陰性と偽陽性を同時に下げることはできないのが頭を悩ます問題である．

そこで，実際には，1つの検査の結果だけで判断をせずに，別の検査を併用する，患者の症状と合わせて判断するなど，他の情報を組み合わせて診断の精度が上がるよう工夫をすることが多い．

> **Note** （中級）事象 A を検査結果が陽性，事象 B を病気ありとする．このとき，検査結果が陽性だったときに病気である条件付き確率 $P(B|A)$ は，(6.7)式，
> $$P(A \cap B) = P(A) \times P(B|A)$$
> を変形した以下の式から計算できる．
> $$P(B|A) = \frac{P(A \cap B)}{P(A)}$$
> この計算式は**ベイズの定理**と呼ばれている．

確認問題

集団の中である病気に罹患している人の割合を［ A ］，英語で［ B ］と言う．検査をしたときに，病気のときに正しく病気と診断する割合を［ C ］，英語で［ D ］，逆に病気でないときに病気でないと正しく診断する割合を［ E ］，英語で［ F ］と呼ぶ．検査値が連続変量の場合，境界値を定めて検査結果がそのどちら側だったかで病気か正常かを判別することがよくある．この境界値のことを［ G ］と呼んでいる．

【答】　A．有病率　B．prevalence　C．感度　D．sensitivity　E．特異度　F．specificity　G．カットオフポイント

第19講

第1種の過誤と第2種の過誤
— 帰無仮説が正しい場合 —

Q p値, 有意水準 α, 第1種の過誤の違いがどうもよくわかりません.

A p値（＝有意確率）は, 帰無仮説が正しいときに観察した結果になる珍しさの程度を確率で表したもので, 測定値から決まります. それに対して, 有意水準 α は p 値がどれくらい小さければ帰無仮説を棄却するかの境界値で, 人間が決めます. 統計的検定では, p 値があらかじめ決めておいた有意水準 α より小さいときは帰無仮説を棄却します. 第1種の過誤は, 帰無仮説が正しいのに間違って帰無仮説を棄却する誤りのことですから, その確率は理論的には有意水準 α に一致しますが（検定統計量が離散量のときは α 以下）, 検定手法を導いた際の条件が現実には満たされていなかったりすると食い違いが生じます. 別の言い方をすると, 有意水準は第1種の過誤の確率の目標値, 第1種の過誤の確率は実際の誤りの確率ということになります.

a. 2種類の判断の誤り

第17講の符号検定の議論を整理すると以下のようになる.
・高血圧患者10人について入浴前後の血圧の変化を調べたところ, 1人は血圧が上昇したが, 残りの9人は血圧が下がった.
・入浴の前後で血圧は変わらないという仮定（帰無仮説）が正しいとすると, 観察したような結果が起こる確率は約 0.0215 で, 46.5回に1回くらいしか起きない珍しい結果だった.
・このとき, 実際はどうなのかというと, 次の2つの可能性がある.

a. 2種類の判断の誤り

1. 帰無仮説は正しく，めったに起こらないことがたまたま起こった
2. 帰無仮説は間違っており，入浴の前後で平均血圧は変化する

・帰無仮説が正しい場合はめったに起きないことが起きたときは，帰無仮説が間違っていたと判断する．

　この判定方法が統計的検定だが，このやり方で判断した場合，その結果は表19.1に示した4通りに分類できる（2通りは判断が正しく，残りの2通りは判断が間違い）．

表19.1　検定結果の正誤

		実際	
		帰無仮説は間違い	帰無仮説は正しい
検定結果	帰無仮説を棄却	正しい判断	第1種の過誤（α）
	帰無仮説を棄却しない	第2種の過誤（β）	正しい判断

　「帰無仮説を棄却」を検査の結果を分類した表18.1の「検査結果が陽性」に，「帰無仮説は間違い」を「病気あり」に対応させると，2つの表はよく似ていることがわかる．判断を間違えるパターンは検査の場合と同じく2種類あり，以下のように呼ばれている．

> 帰無仮説が正しいのに誤って棄却する誤りを**第1種の過誤**（type I error)と呼んでその確率をギリシャ文字のαで表す．逆に帰無仮説が誤っているのに棄却しない誤りを**第2種の過誤**（type II error）と呼びその確率をβで表す．

　過誤というのは判断や分類の誤りのことである．検査結果の分類にならうと，第1種の過誤は偽陽性，第2種の過誤は偽陰性ということになる．α（アルファ）は帰無仮説が間違っていないのに間違いと判定する誤りなので「あわて者の誤り」，β（ベータ）は帰無仮説が間違いなのにそれを見逃す誤りなので「ぼんやり者の誤り」と覚えておくと，最初の音が一致するので覚えやすい【大村，2002b】．

　一般的な統計的検定の問題で調べたいのは，「ある薬や治療法に効果がある」，「ある要因が病気の発症と関連がある」というような命題であることが多く，その場合，このような確認をしたい命題をまず対立仮説として設定する．次に，それとは背反する「ある薬や治療法は効果がない」，「ある要因は病気の発症と関連

がない」というような命題を帰無仮説として設定し，帰無仮説が正しいときに観察結果が得られる確率を計算する．そして，その確率がとても小さいものであれば，帰無仮説が間違っていたと判定するという手順が使われる（もちろん，2つの薬の効果に違いがないことを示したいという逆の場合もあるが）．

この判断は，限られた情報から新しい法則を主張することになるので，慎重に行う必要がある．したがって，あわて者の誤り α の目標値は1%，5%のような小さな値を設定することが多い．別な言い方をすると，本当は薬に効果がなかったときに，誤って効果ありと宣言する確率を1%または5%以下に抑えるということである．

b. 第1種の過誤，有意水準，p値の関係

さて，2種類の過誤と，有意確率および有意水準はどうつながるのだろうか．また，有意水準も第1種の過誤の確率も α で表したが，両者は同じものなのだろうか．次の2つの問題を考えてみよう．

【問1】 有意水準と第1種の過誤の確率 α は同じものだろうか．また，α と p 値の間には，どんな関連があるのだろうか？

【問2】 β と p 値の間に，何か関連があるだろうか？

もし答えがわからないときは，α はあわて者の誤り，β はぼんやり者の誤りということをしっかり頭に刻み込んだ上で，第17講に戻って統計的検定の手順をもう一度読み直してみよう．

【答1】 p 値（＝有意確率）は，帰無仮説が正しいときに観察したデータになる珍しさの程度を確率で表したものである．そして，p 値があらかじめ決めておいた有意水準 α より小さいときは帰無仮説を棄却する．帰無仮説が正しいときにこの判定法（＝統計的検定）を多数回繰り返すと，どうなるだろうか．

図19.1は第17講で議論した入浴前後の血圧変化の問題で，帰無仮説が正しくて p＝0.5 のとき，血圧が上昇する人の数 X の確率分布である．「$X \leq 1$ または $X \geq 9$」となる確率（両側確率）は合わせて約 0.0215 なので，有意水準 $\alpha = 0.05$

のとき,「$X \leq 1$」と「$X \geq 9$」の場合は帰無仮説は棄却される.

次に「$X \leq 2$ または $X \geq 8$」となる確率を計算すると約 0.1094 になる.したがって,有意水準 $\alpha=0.05$ のとき,「$X=2$」と「$X=8$」の場合は帰無仮説は棄却されないので,棄却域は $X \leq 1$ と $9 \leq X$ になる.第1種の過誤は,帰無仮説が正しいのに間違って帰無仮説を棄却する誤りであり,p=0.05 のときに帰無仮説が棄却されるのは $X=0, 1, 9, 10$ の場合なので,第1種の過誤の確率は 0.0215 となる.以上の計算過程を振り返るとわかるが,実際の第1種の過誤の確率は有意水準 α より小さいことが保証される.

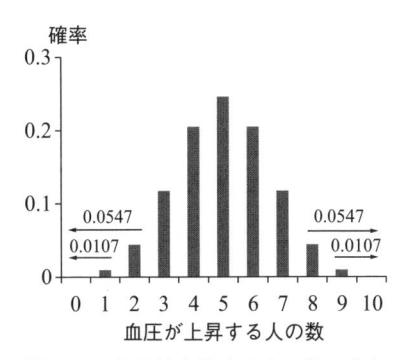

図19.1 血圧が上昇する人の数の分布と下側確率・上側確率

以上は統計量が離散量の場合だが,統計量が連続量のときはどうなるだろうか.図 19.1 で n が無限大になり分布が連続な曲線で表せる場合を想像するとわかるが,離散的な場合と違って両側確率が任意の値になる境界点を横軸上に定めることができる.そこで,下側確率,上側確率が 0.025 となる点を求めてその外側を棄却域とすれば,帰無仮説が正しいときに間違って有意と宣言する割合はちょうど 0.05 となる.つまり,統計量が連続量のときは有意水準 α と第1種の過誤の確率は一致する[*1)].以上をまとめると以下のようになる.

> 有意水準 α は第1種の過誤の確率の目標値,第1種の過誤の確率は有意水準の実現値で,統計量が連続のとき両者は理論上は一致する

【答2】 ぼんやり者の誤りの確率 β はどうだろうか.仮説検定の話を読み直してみると,仮説検定の手順を導く過程の中で,帰無仮説が間違いだった場合の話がどこにも出てこなかったことに気づくだろう.β は帰無仮説が間違っていて対立仮説が成立する場合の話なので,対立仮説が正しい場合の検定統計量の分布がわからないと計算することができない.

よい検査は偽陽性,偽陰性がともに小さいものであるように,よい検定方法は

第1種の過誤 α, 第2種の過誤 β の両方が小さい方式のはずである．しかし，同じ検査の場合，偽陽性，偽陰性のどちらかの割合を下げるともう片方の割合が上がるのと同じように，たとえ最良の判定方法をとったとしても，α と β は相互に逆に動いてしまう．第2種の過誤 β の問題は複雑なので，次の講で考えることにする．

検定の誤りの話の最後に大切な注意を挙げておく．検定で求まる有意確率は，
　　帰無仮説が正しい場合に観察した事象が起きる珍しさの確率
であって，決して，帰無仮説が間違っている確率そのものを計算しているわけではない．表 19.1 を見ながら考えるとよくわかるが，表の各列，つまり帰無仮説が間違いの場合，帰無仮説が正しい場合のどちらかに限定すれば，判断の誤りの確率を議論できるが，表の横方向，つまり帰無仮説が棄却された場合，または棄却されなかった場合，という条件のもとでは何も言えない．そこが，診断・検査と統計的検定の大きな違いである．

[*1)] 上記とは事情が異なる話だが，統計量が連続量か離散量かによらず，検定法を導いた際の仮定，例えば「変量が正規分布をしている」が完全に成立していないと有意水準と第1種の過誤の確率の間に食い違いが生じる．

> [Note] 図 19.1 を見ればわかるように，統計量が離散量でとりうる値の個数が有限個のときは，これらを組み合わせて，その確率を任意の α にすることはできない．そのため，実際の第1種の過誤の確率は，設定した有意水準 α 以下の実現可能な最大の確率になる（図 19.1 の例では，$\alpha=0.05$ のとき 0.0215）．つまり，検定統計量が離散量の場合，有意水準 α と実際の第1種の過誤の確率に食い違いが生じるが，有意水準は設けず有意確率 p で結果を述べることにすれば，この問題を解決することができる．

> [Note] **帰無仮説が正しい確率は？**
> 表 18.1 の検査結果の正誤の分類と表 19.1 の検定結果の正誤の分類は，とてもよく似ているが違いもある．検査の場合は，有病率がわかっていれば，結果が陽性であった場合に実際に病気である確率（陽性予測値）を計算することができた．しかし，仮説検定の場合は有病率に相当すると思われる「対立仮説が正しい確率」の定義そのものがあいまいで，ましてや実験や観察の結果に基づいてその値を計算することは困難である【⇒詳細は第 21 講】．
> そこで統計的検定では，帰無仮説が正しい場合，対立仮説が正しい場合，そ

れぞれに限定して確率的な言明をすることで，この困難に対応している．

c. 有意水準の値の根拠

あらかじめ有意水準を設けて行う仮説検定を，有意差検定と呼ぶことにする．医療の分野では，有意水準として 0.1%，1%，5% がよく使われる．この値自体には，理論的な根拠もある程度小さい値という以上の意味もない．仮に，実験 A の検定結果は p 値が 0.049 であり，実験 B の検定結果は p 値が 0.051 であったとすると，両者はとても類似した結果だと言えるだろう．にもかかわらず，p 値が 0.049 なら帰無仮説を棄却して対立仮説が正しいと主張でき，p 値が 0.051 なら論文でポジティブな言明ができないというのはおかしな話であることは，中学生でもわかるだろう．なぜこのような数値が使われるかといえば，私たちが使っている 10 進法でキリがよい数字だから，そして 10 進法の理由は，たまたま人間の両手の指の数が 10 本だったからに過ぎない．その理屈でいけば，指の数が 8 本であれば，8 進法の $0.01_{(8)}$，10 進法では 0.015625 が有意水準になっていたかも知れない．

それに対して p 値は，帰無仮説が正しい場合に観察結果になる珍しさの確率を表すので，重要な意味がある．p 値をもとに，ある薬を使うか使わないかのような二者択一の決定をしなければならない場合は，境界値を設けて結果を二分することに意味があるが，医学的な命題の正しさを論じる場合は，連続量の p 値を有意か有意でないかに 2 分化することに積極的な意義はない．したがって，実用上の必要がある場合をのぞいて，仮説検定の結果は p 値そのもので評価するほうがよい．血圧を測ったときに，結果が正常か異常かを伝えるのでなく，血圧の数値そのものを伝えるほうがよいのと同じことである．

> Note 統計的に有意であることの意味は複雑で，対立仮説が科学的な事実であることをただちに意味するわけではない．しかし，研究結果を発表する際，有意水準 5% で有意でないと科学的事実として認められにくいという慣習がいまだに残っている．次の講で詳しい説明をするが，区間推定が可能な場合は信頼区間を，検定しかできない場合は p 値と標本サイズを示したほうがよいので，合理性に乏しいこの慣習はそのうち変わるだろうが，それまでは慣習に従って

検定結果を述べなくてはならない場合があるのはやむをえないだろう（したがって，この本でも有意差検定についても説明していく）．

ただし，意思決定が必要な場合は事情が異なり，境界値を設けて判断することが有益な場合がある．例えば，工業製品の品質管理では，品質の指標となる変量 X の標本平均 $\overline{X}$ が既定の限界値を超えたときは，工程に異常があったと判断して生産ラインを止めるなどして原因の解明をする．この境界値としてよく使われるのが標本平均の標準偏差 $\sigma/\sqrt{n}$ の3倍で，3シグマと呼ばれている（その他の基準もある）．正規分布の場合，標本平均 $\overline{X}$ が $\mu \pm 3\sigma/\sqrt{n}$ に入る確率は0.9973なのでそれを超える確率は0.27%である．3シグマは，品質管理に携わっている人に「限界値を超えたときは確率0.27%以下でしか起きない異常が起きている」という共通の認識を与える役目を果たしている．

確認問題

帰無仮説が正しいときに統計量が観察した結果以上に珍しい値になる確率を ［ A ］と言う．そして，統計的検定では［ A ］があらかじめ定めておいた［ B ］より小さいとき，帰無仮説は間違いと判断する．このとき，帰無仮説が正しいのに誤って棄却する誤りを［ C ］と呼び，その確率をギリシャ文字の［ D ］で表す．逆に帰無仮説が誤っているのに棄却しない誤りを［ E ］と言い，その確率をギリシャ文字の［ F ］で表す．

【答】 A. 有意確率，p値　B. 有意水準　C. 第1種の過誤　D. α　E. 第2種の過誤　F. β

第20講

対立仮説と検出力
― 対立仮説が正しい場合 ―

Q: 検出力とは，帰無仮説が正しいときにそれを検出する確率のことですか．

A: 違います．検出力は，帰無仮説でなく対立仮説が正しい場合にそう判定する確率です．したがって，検出力は対立仮説が成立するときの検定統計量の分布で決まります．

a. 検 出 力

　第19講では，p値や第1種の過誤の意味について考えたが，いずれも帰無仮説が正しい場合に関する指標であった．それに対して，帰無仮説ではなく対立仮説が成立しているときに，統計的検定を行うとどのようなことが起こるのかを理解しておくことも重要である．第17講では2項分布を利用した符号検定を例にとって，統計的検定の考え方を紹介したが，この講では正規分布を用いた検定を例にとって考えていく．第17講で学んだ統計的検定の考え方が身についているかどうかの確認にもなるので，問題を解きながら読んでいこう．最初に，標本が1個の場合を考えよう．

【問1】　ある学校の20歳の学生の身長は男女とも正規分布をし，平均は男子が175 cm，女子が155 cm，標準偏差は男子が6 cm，女子が5 cmであることがわかっている．健康診断の結果を整理していたら，男女の性別がわからないデータが出てきた．身長の測定結果から「帰無仮説：データは女性のもの」を有意水準5%で検定したい．どのようにすればよいか．また，この

とき，本当は男性のデータなのにそう判定されない確率，つまり第2種の過誤の確率 β はどれくらいになるだろうか？

帰無仮説 H_0 と対立仮説 H_1 を数式で表すと以下のようになる：
$$H_0: \mu=\mu_0=155, \ \sigma_0=5$$
$$H_1: \mu=\mu_1=175, \ \sigma_1=6$$

次に，男女の身長の分布を，身長を横軸として描いてみよう．男子は上向き，女子は下向きに身長の分布を描くと図 20.1 のようになる（それぞれの曲線下の面積は 1 とする）．

有意水準が 5% の場合を考えてみよう．平均身長は男性のほうが高く分布が右側に偏っていることを考えると，身長が高い場合を棄却域とするのが自然だろう．したがって，図 20.1 の女性の分布で α が 0.05 となる点（有意点）が c であれば (c, ∞) を棄却域とすればよい．このときの第2種の過誤は，対立仮説が成立するとき，つまり本当は男性のデータだったときにそう判定されない間違いであるから，男性群で測定値が有意点 c 以下の場合に起きることになる．したがって，その確率 β は，男性群で測定値が採択域に入る確率（図 20.1 の β）になる．図 18.3（検査結果の正誤）と比較すると，α が偽陽性の確率 Fp に，β が偽陰性の確率 Fn に対応していることがわかる．

c の値を求めよう．正規分布では片裾の面積が 0.05 となる Z は 1.645 なので，
$$c = \mu_0 + 1.645\sigma_0 = 155 + 1.645 \times 5.0 = 163.225 \quad (\text{cm})$$
であることがわかる．$c=163.225$ に対応する男性群の場合の Z（平均から標準偏差の何倍離れているか）を計算すると

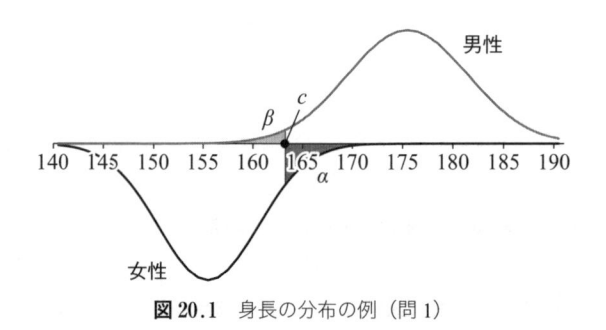

図 20.1 身長の分布の例（問 1）

a. 検 出 力

$$Z = \frac{c-\mu_1}{\sigma_1} = \frac{163.225-175}{6.0} \fallingdotseq -1.96$$

になる．標準正規分布で $[-1.96, 0]$ の範囲となる確率は 0.475 であるから

$$\beta \fallingdotseq 0.5 - 0.475 = 0.025$$

と計算できる．2.5% なので，この場合，第 2 種の過誤の確率 β は十分に低い値と言ってよいだろう．

【問 2】 男子と女子の平均値の差が 20 cm でなく 10 cm の場合，第 2 種の過誤の確率 β の大きさはどれくらいになるだろうか．帰無仮説と対立仮説が以下の場合について計算せよ．

$$\mathrm{H}_0 : \mu = \mu_0 = 160, \quad \sigma_0 = 5$$
$$\mathrm{H}_1 : \mu = \mu_1 = 170, \quad \sigma_1 = 6$$

今度は問 1 より現実に近い場合である．帰無仮説 H_0 が成立する場合，$\alpha = 0.05$ の有意点は，標準偏差は $\sigma_0 = 5$ なので，

$$c = \mu_0 + 1.645\sigma_0 = 160 + 1.645 \times 5.0 = 168.225$$

となる（図 20.2）．第 2 種の過誤 β は，男性群で測定値が採択域の範囲になる確率なので，図 20.2 の男性群の分布で区間 $(-\infty, 168.225)$ の面積になる．棄却域の境界値と男性の平均の差を男性の標準偏差で割って Z を計算すると

$$Z = \frac{168.225 - 170}{6.0} \fallingdotseq -0.296 \fallingdotseq -0.30$$

となる．標準正規分布では $[-0.30, 0]$ の確率は $[0, 0.30]$ の確率と等しく，後者は正規分布表から $0.1179 \fallingdotseq 0.12$ なので

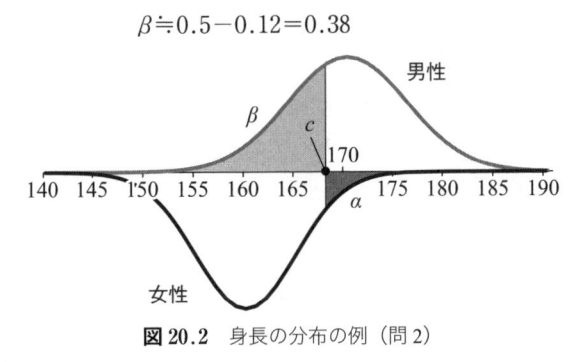

$$\beta \fallingdotseq 0.5 - 0.12 = 0.38$$

図 20.2 身長の分布の例（問 2）

となる．つまり，データが男性のものだった場合，確率 0.38 で帰無仮説（データは女性のもの）が棄却されないことになる．

対立仮説が成立するときに，帰無仮説が棄却され対立仮説が成立すると正しく判断される確率を**検出力**（power）または検定力と呼んでいる．対立仮説が成立する場合に間違って帰無仮説が棄却されない確率が β だったので，検出力と β の間には次の関係がある．

$$\text{検出力} = 1 - \beta$$

> [Note]（中級）問 1 は帰無仮説 H_0 と対立仮説 H_1 を入れ替えても同じ議論ができる．また，議論の展開を見てもわかるように，統計学というよりは確率論の問題である．実際に統計学で扱う問題は，最後に扱う問 4 のように，帰無仮説 H_0 と対立仮説 H_1 について非対称な構造をしていることが多いが，ここでは検出力の概念を理解するために，単純な例から順に考えていく．

> [Note] 検出力は，対立仮説が成立する場合に，検定統計量が棄却域に入る確率で計算できる．図 20.2 では男性群の分布の右側の白い部分の面積が対応する．検査結果の指標で言うと，感度（真陽性の確率）と類似している．

b. 検出力を上げるには

「検出力 $= 1 - \beta$」という定義から，身長差が 20 cm の場合の検出力は $1.0 - 0.025 = 0.975$，身長差が 10 cm の場合は $1.0 - 0.38 = 0.62$ であることがわかる．男女の身長差を拠り所として，男性のデータか女性のデータかを判定するという同じ問題だが，有意水準はまったく同じ $\alpha = 0.05$ でも身長差が 20 cm の場合の検出力は 0.975，身長差が 10 cm の場合は 0.62 と，対立仮説の違いにより検出力に大きな差があることがわかる．

では，検出力が低いときに検出力を上げるにはどうすればよいだろうか？ 問 2 に対しては残念ながら，α の値が大きくなるのを認める他に検出力を上げる方法はなさそうである．しかし，問題が若干異なり，一束のデータがあって同じ性別であることはわかっているが，男女の別は不明という場合であれば検出力を改善する手はある．具体的な例で考えてみよう．

b. 検出力を上げるには

【問3】 性別のわからないデータが4人分ある．ただし，4人とも同じ性別であることはわかっている．帰無仮説と対立仮説が以下の場合について考える．

$$H_0: \mu = \mu_0 = 160, \quad \sigma_0 = 5$$
$$H_1: \mu = \mu_1 = 170, \quad \sigma_1 = 6$$

このとき，有意水準5%で検定をするには棄却域をどうとればよいか．また，このときの第2種の過誤の確率 β の値はどれくらいになるか．

検定のための統計量としては，4人の身長の標本平均をとるのが自然だろう．このとき，標本平均も正規分布に従い，その分散は4分の1，したがって標準偏差は2分の1になることを思い出そう【⇒第12講c節】．標本平均の分布を図に描くと，図20.3のようになる．女性群の標準偏差が標本1個の場合の半分になるので，図20.2と比較すると有意点（棄却域の境界値）は左へ移動する．さらに，男性群の標本平均の分布も標準偏差が半分になるので，第2種の過誤 β の値はさらに小さくなる．

具体的な数値で考えてみよう．標本平均 $\overline{X}$ の標準偏差は，帰無仮説が成立していれば $\sigma_0/2 = 2.5$ なので，$\alpha = 0.05$ の棄却域は

$$\overline{X} > \mu_0 + 1.645 \frac{\sigma_0}{2} = 160 + 1.645 \times 2.5 = 164.1125$$

になる．このとき，この棄却域の境界値と男子の平均の差を男子の標準偏差で割った値 Z は

$$Z = \frac{164.1125 - 170}{3.0} \fallingdotseq -1.96$$

になる．区間 $[-1.96, 0]$ に対応する標準正規分布の確率密度曲線下の面積は

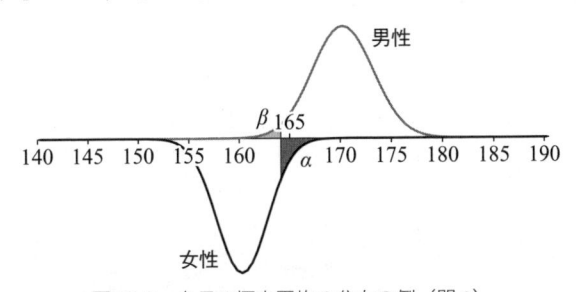

図20.3 身長の標本平均の分布の例（問3）

0.475 なので

$$\beta = 0.5 - 0.475 = 0.025$$

となる．つまり，データが男性のものだった場合，第2種の過誤は0.025，検出力は0.975（＝1.0−0.025）で十分に高い値になる．データが1個の場合の検出力は0.62だったので違いは大きい．

c. 標本数による検出力の違い

　標本サイズが大きくなれば検出力が上がるという性質は，標本サイズが小さい場合，大きい場合，それぞれによく見受けられる誤解のもとになっているので注意をしておきたい．

　まず，標本サイズが小さい場合だが，図20.2を見るとわかるように，対立仮説が正しい場合も検定統計量（正規分布の場合は標本平均）が棄却域に入らず，帰無仮説が棄却されないケースが多くなる．したがって，標本サイズが小さいときは，帰無仮説が棄却されなかった場合も，本当は対立仮説が正しい可能性が小さくないことになる．

　逆に，標本サイズが大きい場合は，帰無仮説と対立仮説の差が小さくても図20.3のように検定統計量である標本平均の分布の重なりは小さくなるため，対立仮説が成立しているとき検定統計量が棄却域に入ることが多くなる．例えば，$H_0 : \mu = 160.0$，$H_1 : \mu \neq 160.0$ のような場合，本当は $\mu = 160.1$ のように差が小さくても，標本サイズが大きくなっていくと，帰無仮説（$\mu = 160.0$）が棄却される可能性が高くなっていく．確かに $\mu = 160.1$ であれば厳密には帰無仮説は成立していないが，その差は現実上，意味があるかどうか疑わしいほど小さい値である．したがって，帰無仮説が棄却されたときも，さらに母平均が具体的にどれくらいの値なのか，気を配る必要がある．

> Note 本文で述べたように標本サイズが大きくなれば，実質的に帰無仮説が成立していても，母数の大きさにわずかでも違いがあれば帰無仮説は棄却されてしまう．帰無仮説を正確に設定することは実際は難しいので，データを大量に集めれば，ほとんどの場合「統計的に意味のある差」があることになる．帰無仮説を1点でなく区間で指定する方法もあるが，区間幅をどう決めるかなどの問題がある．いずれにしろ，検定結果が有意だった場合は，母平均の値がどれ

くらいなのかを問題にしなければいけない．また，母平均の推定が難しい場合は，仮説検定の結果が有意だったかどうかではなく，p値と標本サイズを伝えなければならない．何しろ，標本サイズが大きくなれば，帰無仮説はたいていの場合，棄却されるのだから．

言うまでもないが，有意な結果を出したくないので標本サイズを小さくする，有意な結果を出したいので標本サイズを大きくするというのは，科学的な真実をゆがめる詐欺行為である．このような発想をする人に科学研究をする資格はないだろう．

d. 対立仮説が広い場合

男女の区別を推定する場合は，対立仮説も母数の値は決まっていた．しかし，新しい治療方法に効果があるかどうかを調べるような問題の場合，対立仮説の母数の値は不明である．統計的検定の対象となる問題は，このように対立仮説が1つに定まらない場合のほうがむしろふつうである．では，このような場合，検出力はどうなるのだろうか．男性群の身長の平均 μ_1 について何も事前の知識がなく，女性群の平均 μ_0 より大きいかどうかも不明の場合を例にとって考えてみよう．

【問4】 身長のデータが1人分あるとする．帰無仮説は問2と同じく，「$\mu = \mu_0 = 160$, $\sigma_0 = 5$」とする．対立仮説が「$\mu = \mu_1 = 170$, $\sigma_1 = 6$」でなく「$\mu \neq \mu_0$, σ_1 は不明」の場合，有意水準5%で帰無仮説を検定するには棄却域をどのようにとればよいだろうか．また，そのときの検出力の大きさはどうなるだろうか．

対立仮説が，母数がある特定の値と等しいという場合を**単純仮説**，この問題のように1つに定まらない場合を**複合仮説**という．複合というだけあって，検出力の計算はこれまでの問題のように単純にはいきそうにないが，ゴールは近いので丁寧に考えていこう．μ_1 が μ_0 より小さいのか，それとも大きいのか不明なので，μ_0 から値が離れている場合を公平に棄却するのが自然であろう．その場合，第1種の過誤を5%にするためには，身長の値が小さい場合，大きい場合をそれぞれ2.5%棄却すればよい．正規分布の講で勉強したように（この数字は覚えておく

必要がある）

$\mu-1.96\sigma \sim \mu+1.96\sigma$ に全体の 95％が入るので，棄却域はその外側の

$$X<\mu-1.96\sigma, \ \mu+1.96\sigma<X$$

つまり

$$X<150.2, \ 169.8<X$$

とすればよい．

「$H_1 : \mu=\mu_1=170$」の場合の棄却域は

$$X<\mu+1.645\sigma=168.225$$

だったので，両者を図で比較すると図 20.4 のようになる．いずれも灰色の棄却域の面積は 0.05 だが，対立仮説の違いによって棄却域が変わることになる．

図 20.4 左のように，棄却域が両側にある場合を**両側検定**，図右のように片側だけの場合を**片側検定**と呼んでいる．検定の仕方が 2 つあるとすると，どちらを使えばよいのか，疑問に思う人も多いだろう．この問題については，次の講で説明する．

さて，検出力 $(1-\beta)$ だが，図 20.1 と図 20.2 の β の値を見比べるとわかるように，男性の身長の母平均 μ_1 の値と女性の身長の母平均 μ_0 が近いかどうかで値が異なってくる．したがって，「$H_1 : \mu_1 \neq \mu_0$」の場合の検出力は 1 つの値ではなく $(\mu_1-\mu_0)$ の値によって異なることになる．また，両方の身長の母平均の差だけでなく，それぞれの分布の広がりによっても検出力は異なってくるが，仮に両群の標準偏差は等しいとして「$\sigma_1=\sigma_0$」の場合を考えてみよう．

【問 5】 $|\mu_1-\mu_0|$ が大きい場合，検出力はどうなるだろうか．また，逆に $|\mu_1-\mu_0|=0$ の場合，検出力はいくらになるだろうか？

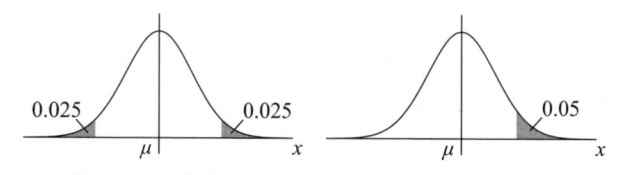

図 20.4 両側棄却域と片側棄却域（$\alpha=0.05$ の場合）

d. 対立仮説が広い場合

図 20.1〜3 を思い出すとわかるように，μ_0 と μ_1 の差が大きい場合は，帰無仮説が成立する場合の分布と，対立仮説が成立する場合の分布はほとんど重ならないので，対立仮説が成立している場合，標本値はほとんど棄却域に入る．そのため，検出力は 1 に近くなる．

逆に「$\mu_1 = \mu_0$」の場合，男女の身長の分布はまったく同じものになる．分布が重なっているわけだから，当然分布の違いを検出しようがなく，偶然に棄却域に入ったときだけ仮説は棄却されるので，有意水準 α に対応する確率でしか正しい判定にならない．したがって，検出力は 0.05 になり値としてはとても小さくなる．

問 4 に戻ろう．図 20.2 が母平均の差が小さい場合，図 20.1 が比較的大きい場合だったことを思い出すと，母平均の差が大きくなると分布が重なっている部分はだんだん小さくなっていくので，差が大きくなるにつれて検出力は次第に大きくなり，最終的には 1 に近づいていくことが予想できるだろう．

実際に，母平均の差対検出力の関係をグラフに描くと図 20.5 のようになる．横軸は，対立仮説と帰無仮説の母平均の差 $(\mu_1 - \mu_0)$ を共通の標準偏差 σ で割った基準化量である．この曲線は，対立仮説の違いにより検出力が具体的にどのように変化するのかを表しており，**検出力曲線**と呼ばれている．検出力曲線は，標本の大きさ n によっても広がり具合が変化し，n が大きくなるにつれ，幅が狭くなっていく．

以上のように，検出力は有意水準 α が同じでも，対立仮説が成立しているときの検定統計量の分布の違いにより，値が大きく異なることは十分に認識してお

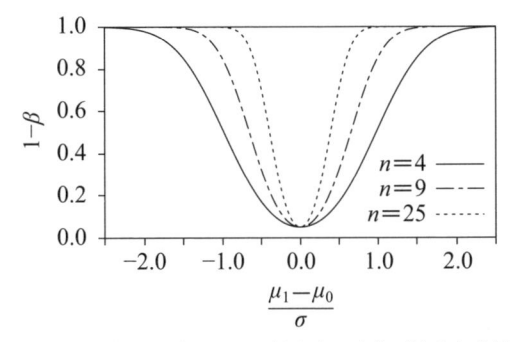

図 20.5 対立仮説の違いによる検出力の変化（検出力曲線）

きたい．あらためて述べると，μ_0 と μ_1 の差が大きいほど，σ_0 と σ_1 が小さいほど，そして標本サイズが大きいほど検出力は大きくなる．

> Note 検定に両側と片側が考えられるように，区間推定も両側だけでなく片側の信頼区間を考えることができる．例えば，標本は1個でその値は X，母集団は正規分布をしており，その標準偏差は σ であることがわかっている場合，「$X \geq \mu - 1.645\sigma$」となる確率は 0.95 である．このことから，標本を測定してその値をもとに「$\mu \leq X + 1.645\sigma$」という式で母平均の範囲を推定することを繰り返した場合，その推定が正しい割合は 95% になる．両側信頼区間の場合，信頼区間の下限値と上限値を計算したが，この場合は上限値だけ求めることになる．同様に，「$\mu \geq X - 1.645\sigma$」も信頼度 95% の片側信頼区間になる．

確認問題

対立仮説が成立しているときに帰無仮説を棄却しない誤りを［ A ］と言い，その確率をギリシャ文字の［ B ］で表す．また，対立仮説が成立しているときに正しく帰無仮説を棄却する確率を［ C ］と言う．［ C ］を［ B ］で表すと［ D ］である．［ C ］は有意水準 α が同じでも，帰無仮説が成立するときの分布と対立仮説が成立するときの分布の重なり具合によって値が異なり，分布の重なりが［ E ］ほど値が高く，まったく分布が重なっていないときは［ F ］になる．

以上は人間側ではコントロールできない要因だが，［ G ］を大きくしたり，［ H ］を上げれば検出力を上げることができる．

【答】 A. 第2種の過誤 B. β C. 検出力 D. $1-\beta$ E. 小さい F. 1 G. 標本サイズ H. 有意水準（α）

第21講

推定と検定の関係
— 信頼区間と棄却域は関係があるの？ —

Q: 推定と検定は何か関係があるように思えますが，具体的にはどんな関係があるのですか．

A: 例えば，正規分布の母平均 μ の区間推定と μ に対する統計的検定は，どちらも同一の統計量（標本平均）を使い，その確率分布をもとに推論をします．帰無仮説「$H_0: \mu=0$」の採択域と母平均 μ の信頼区間の重なり具合を比較するとわかりますが，信頼区間の中に 0 が入っていれば帰無仮説は棄却されませんし，逆も成り立ちます．したがって，信頼区間を計算すると帰無仮説の検定は自動的にできてしまいます．この関係はとても有用です．

Q: 帰無仮説が棄却されたとき，対立仮説が正しいと言えますか．また，帰無仮説が棄却されなかったとき帰無仮説は正しいと言えますか．

A: 残念ながら統計的検定は，「帰無仮説が棄却されたとき」という条件の下で，確率を使って答えることはできません．検定の結果，言えるのはもう少し条件が限定された次の 2 つです．

1. 帰無仮説が本当は正しいときに，間違って帰無仮説を棄却する確率は α，正しく帰無仮説を棄却しない確率は $(1-\alpha)$．
2. 対立仮説が本当は正しいときに，正しく帰無仮説を棄却する確率は $(1-\beta)$，間違って帰無仮説を棄却しない確率は β．ただし，対立仮説が複合仮説の場合は，β は対立仮説の母数の値によって大きさが変化し，1 つの値にならない．

このように，統計的検定は「帰無仮説が正しい場合」または「対立仮説が正しい場合」という条件をつければ確率的な言明ができますが，

「帰無仮説が棄却された場合」「帰無仮説が棄却されたなかった場合」という条件の下では確率的な言明はできません．

a. 信頼区間と棄却域

信頼区間と棄却域は何か関連がありそうだが，実際はどうなのだろうか．変量が正規分布をし，標本の大きさが1個の場合で考えてみよう．

帰無仮説「$H_0: \mu = \mu_0$」が成立するとき，観測した変量の値 X が区間
$$\mu_0 - 1.96\sigma \sim \mu_0 + 1.96\sigma \tag{21.1}$$
に入る確率は 0.95 であり，X がこの区間の外側になる確率は 0.05 なので，両側検定の場合，この区間が帰無仮説「$H_0: \mu = \mu_0$」の有意水準5%の採択域，その外側が棄却域になる．

一方，標本の値 X から求めた信頼率 95% の信頼区間は
$$X - 1.96\sigma \sim X + 1.96\sigma \tag{21.2}$$
であった．したがって，有意水準5%の採択域(21.1)と信頼率95%の信頼区間(21.2)の幅はともに 3.92σ であり，さらに $X = \mu_0$ のとき両者は一致する．そこで次の問題を考えてみよう．

【問1】 帰無仮説「$H_0: \mu = \mu_0$」は μ_0 が信頼区間(21.2)の内側，つまり
$$X - 1.96\sigma \leq \mu_0 \leq X + 1.96\sigma \tag{21.3}$$
のとき（図21.1の①）は棄却されず，その外側のとき（図21.1の②）は棄却される．例えば，帰無仮説が「$H_0: \mu = 0$」の場合，信頼区間が0を含んでいれば帰無仮説は棄却されず，0を含んでいなければ帰無仮説は棄却される．信頼区間(21.2)と統計的検定のこの関係は，なぜ成り立つのだろうか．

図21.1を見ながら考えてみよう．まず帰無仮説 H_0 の採択域(21.1)と母平均 μ の信頼区間(21.2)は，ともに幅が 3.92σ で同じであることに注意しよう．信頼区間が①のように $\mu = \mu_0$ を含んでいる場合，X は①の横棒の中央の値なので，X と μ_0 の距離は棒の幅の半分（$= 1.96\sigma$）以下，つまり
$$|X - \mu_0| \leq 1.96\sigma$$
となる．したがって，X は区間(21.1)の内側になるため採択域に入り，帰無仮

説は棄却されない．逆に②のように信頼区間が μ_0 を含んでいないときは，X と μ_0 の距離は 1.96σ より大きい．したがって，X は棄却域に入っているため，帰無仮説は棄却される．

以上のように，信頼区間が求まっていれば両側検定の計算をあらためて行う必要はない．別の言い方をすれば，信頼区間は統計的検定で得られる情報を含んでおり，信頼区間のほうが情報が多いということである．区間推定は母数がどのような値である可能性が高いかを，具体的な範囲と確率で教えてくれる．それに対して，統計的検定は母数がある特定の値であるかどうかについて，条件の限定された言明を与えるだけである．信頼区間の計算が難しい場合もあるが，信頼区間の推定も可能であれば，区間推定のほうが手法としては優れている．

b. 両側検定と片側検定

ところで，両側検定と片側検定はどちらを使えばよいのだろうか．

最初に注意しておきたいことは，統計的検定独自の問題である．信頼区間の推定の問題の場合，問題の解決方法は統計学の枠組みの中でそのほとんどを組み立てることができる．もっと具体的に言うと，変量の分布の型さえわかれば，あとは数学的な議論で信頼区間を計算することができる．

それに対して，統計的検定の問題の場合，棄却域を決めるには帰無仮説だけでなく対立仮説を決める必要があるが，対立仮説を決める作業は，統計学の枠組み

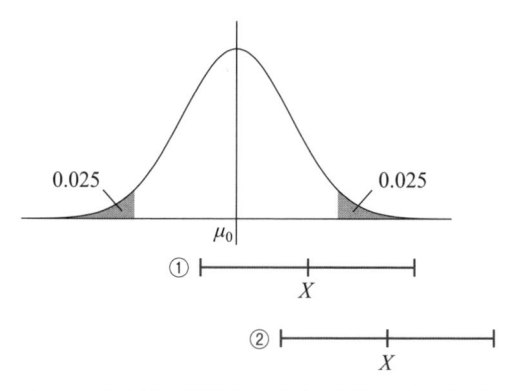

図 21.1 棄却域と信頼区間の関係（両側検定の場合）

の中だけではできず，数学的な議論とは次元を異にする，問題になっている変量についての実世界の知識が必要になる．そして，このとき採用した実世界に関する前提（＝対立仮説）が間違っていれば，その前提のもとで導いた統計的検定の結果も妥当性を失うことになる．

　図20.4を比較するとよくわかるが，同じ帰無仮説を検定する場合も，両側検定と片側検定では棄却域がかなり違うので，まったく同じデータからでも，対立仮説をどう採るかによって結論がずいぶん違ってしまう．つまり，実世界に対する解釈の違い，この場合は男女の身長の平均はどのような男女のグループ間でも男子のほうが大きいか，必ずしもそうとは言えないと考えるか，により統計的な判断結果が違ったものになってしまう．男性のグループのほうがたまたま身長が低い場合も皆無であるとは言えないので，対立仮説の選択に際しては細心の注意が必要である．

　統計的仮説検定を行う場合，データから最終的な判断に至るまでの過程は，大きく見ると
1. 対立仮説の選択
2. 具体的な検定の計算

という2つのステップからなっている．そして，統計的検定の信頼度の評価は，当然，問題全体に対するものでなくてはいけない．ところが，ここで1つ難しい問題がある．男女間の身長の問題を考えるとわかるが，ステップ1に伴う誤りを定量的に評価することが通常はできないのである．したがって，問題全体を通しての，第1種の過誤の確率を正確に評価することも難しい．

　ではどうしたらよいであろうか．全体を通しての第1種の過誤が有意水準 α を上回らないことを重視するなら（もちろんこれがもっとも基本的な方針だが），片側検定は，男女の判定の問題であれば身長の母平均の差がプラスかマイナスのどちらかであることが確実な場合に限定し，少しでも疑念がある場合は両側検定をすべきということになる[*1]．つまり，有意水準 α を保証しようと思うと，片側検定を適用できるケースは極めて稀で，通常は両側検定を行うべきであるということになる．なお，片側検定を選択した場合，その判断が万一誤りだったときは，実際の第1種の過誤の確率は設定した有意水準 α より大きくなっている可能性があることを認識しておく必要がある．

　片側検定・両側検定の選択に限らず，統計的な判断に際しては2つ以上のステ

ップを経ないと結論を得られない場合がある．ここでは第1種の過誤の確率の評価は，個々のステップではなく，すべてのステップを通した判断の正誤に対するものでなくてはいけないことを十分に認識しておきたい．

[*1)] **片側検定と両側検定の統合**　片側検定を行う場合は，実験をする前にそのことを決めておかなければならない．最初に両側検定を行い，その結果を見て棄却域を広げるために再度，片側検定を行ったりすると，第1種の過誤の確率が有意水準を超えてしまうので完全な反則であるが，両者を統合する多重決定方式と呼ばれる巧みな方法がある【広津，2004】．

c. 検定結果から何が言えるか

検定の結果から何が言えるかについては誤解が多いので，あらためて整理をしておく．有意水準5%で検定を行い，有意確率が5%以下だった場合，帰無仮説を棄却するという検定を繰り返したとする．このとき，帰無仮説が本当は正しいのに誤って帰無仮説を棄却し，帰無仮説は間違いと判断する割合は5%以下である．以上が検定の結果について言えるもっとも基本的なことである．

> 検定の結果わかるのは有意確率（p値），つまり帰無仮説が正しい場合に測定した標本値になる珍しさの確率である

【問2】　帰無仮説が棄却されたとき，対立仮説が正しいと言えるだろうか．また，帰無仮説が棄却されなかったとき，帰無仮説は正しいと言えるだろうか．

対立仮説が正しいときに，検定を行って帰無仮説がどの程度棄却されるかは検出力で評価することができる．図20.1と図20.2をもう一度，見てみよう．2つの図を比較するとわかるように，同じ有意水準αで検定を行っても，帰無仮説が成立する場合と対立仮説が成立する場合の2つの分布の重なり具合によって，検出力$(1-\beta)$は値が大きく異なる．さらに，対立仮説が1つに定められない場合は（このほうがふつうだが），事情が複雑になる．

ところで，これは対立仮説が正しい場合の話である．帰無仮説が棄却されたという条件で考えると，帰無仮説と対立仮説のどちらが正しいかは不明であり，どちらが正しい場合もありうる．わかっていることは，以下の2つである．

> 1. 帰無仮説が正しい場合に帰無仮説が棄却される確率は α
> 2. 対立仮説が正しい場合に帰無仮説が棄却される確率は $(1-\beta)$

では，この情報から帰無仮説が棄却されたとき，されなかったときそれぞれについて，対立仮説や帰無仮説が正しい確率が計算できるだろうか．

第18講の診断・検査の問題では，検査結果が陽性だったときに実際に病気である確率（陽性予測値）を計算できたが，その計算には有病率の値が必要であった．診断・検査の問題と統計的検定の問題を比較すると，後者では，有病率に対応する情報が不足していることがわかる．したがって，男女の判別の問題のように，帰無仮説が成立する確率を調べることができるような問題でもない限り，帰無仮説が棄却されたときの対立仮説が正しい程度や，帰無仮説が棄却されなかったときの帰無仮説が正しい程度については，定量的な評価ができない．

一般には，帰無仮説が棄却されたときは，帰無仮説が正しいときはめったに起きないことが起きたことになるので，帰無仮説が間違っていて対立仮説が正しいと判断するという判定方法が受け入れられている．しかし，これまで説明してきたように，このとき対立仮説がどの程度正しいかを定量的に評価することはできない．統計的に有意であることと，対立仮説が正しいという命題の間には複雑な関係が存在し，この2つを単純に結びつけることはふつうはできないのである．

信頼区間と棄却域の説明の節でも述べたが，統計的検定は母数がある特定の値である可能性について，条件の限定された，しかも解釈がわかりやすいとは言えない言明を与えるだけなのに対して，区間推定は母数がどのような値である可能性があるかを定量的に教えてくれる．医療の世界では統計的検定が多用されているが，区間推定が可能であれば統計的検定ではなく信頼区間を求めるほうがよい．

d. 統計的検定についての注意

第19〜21講では，統計的検定のさまざまな側面を説明してきた．あらためて要点を整理しておく．

・p値は，帰無仮説が正しいときに観察結果が得られる珍しさの程度を確率で述べたものである．

- 有意差検定では，p値が有意水準以下のとき帰無仮説を棄却する．上記のp値の定義から，帰無仮説が正しいときに間違って帰無仮説を棄却する誤り（第1種の過誤）の確率は有意水準以下になる．
- 対立仮説が正しいときに帰無仮説がどの程度の確率で棄却されるかを検出力と言う．検出力の大きさは，有意水準が同じでも対立仮説の母数の値の違いにより変化する．
- 検定の結果わかるのはp値だが，有意水準を設けてそれよりp値が大きいか小さいかで判定結果を2分することは，せっかくの連続量の情報を2値化し，情報の量を減らすことになるので，二者択一の意思決定をしなくてはいけないとき以外は好ましくない．
- 有意水準の具体的な値には，自然科学的な根拠も数学的な根拠もない．
- p値は標本数が大きくなると，値が小さくなる性質がある．したがって，標本数が大きくなるとたいていの場合，検定の結果は有意になる．そのため，検定結果はp値だけでなく，標本の大きさも合わせて伝えなければならない．
- 検定手法を導いた際の条件が満たされていないと，有意水準と実際の第1種の過誤の確率の間に食い違いが起きるので注意が必要である．
- 帰無仮説が棄却されることと，対立仮説が正しいこととの間には複雑な関係が存在し，この2つを単純に結びつけることはできない．
- 信頼区間は統計的検定で得られる情報を含んでおり，検定結果と異なり意味も明確である．したがって，区間推定が可能であれば統計的検定ではなく信頼区間を求めるほうがよい．

確認問題

統計的検定を行う際に注意すべきことを3つ以上挙げなさい．

【答】
- 対立仮説を決めるには，統計学とは別の実世界の知識が必要なので慎重に
- 片側検定は，対立仮説が確実に限定できる場合にとどめる
- 第1種の過誤の確率の評価は，判断全体を通してのものでなければならない
- 標本数が多い場合，差が小さくても有意という結果になるので，検定の結果，有意な差が出たときも，実世界で意味のある差がどうかを確認する必要がある

第22講

平均値の比較(1)
基準値との比較と対応がある場合
— t 検定と Wilcoxon の符号付き順位和検定 —

Q 平均値の比較で「対応がある場合」とはどういう意味ですか？

A 薬に治療効果があるかどうかを，血圧のような量的な指標で評価するとき，被験者を投与群と非投与群に分けて比較する場合と，被験者ごとに投与前と投与後の数値を比較する場合があります．前者の場合，両群の被験者の間に関連はなく，また投与群と非投与群の大きさは必ずしも同じではありません．それに対して後者の場合，被験者ごとに投与前と投与後の測定値がペアになっています．このような場合を「対応がある」と呼んでいます．

Q 「対応がある場合」の推定と検定はどのようにすればよいですか？

A 対応がある場合は，前後の変化量を変量として解析します．もとの変量が正規分布をしている場合は，変化量も正規分布をしますので，t 分布を利用して区間推定と仮説検定ができます．分布が不明の場合は，Wilcoxon（ウィルコクソン）の符号付き順位和検定が便利です．

a. 平均値の比較

医学研究のデザイン【⇒第3講】でも述べたように，異なるグループや状態間で変量の値に違いがあるかどうかを調べたいことはよくある．いろいろな状況があるが，代表的な場合を整理すると次のようになる．

1. 介入群の平均値を既知の基準値と比較する
2. 介入の前後で変量の値に差があるかどうかを調べる
3. 対照群と介入群の間で平均値に差があるかどうかを調べる

いずれの問題も，母平均の差の信頼区間を推定する問題と，差がないという帰無仮説を検定する問題があるが，第21講で説明したように仮説検定は区間推定と同じ統計量を使って計算ができる．1の基準値との比較の問題は第13講で区間推定の方法を説明したので，この講では仮説検定の方法を説明する．次に，2の介入の前後で差があるかという問題の解法を説明する．最後の2群の比較の問題は，次の講で解法を説明する．

> [Note] この講と次の講では，説明の際に一見，形が複雑な数式が出てくるが，基準化統計量の(12.10)式がこの場で書ければ大丈夫である（書けないときは，第12～13講を復習してからここへ戻ってくること！）．

b. 基準値との比較 ― t 分布を使った推定と検定 ―

t分布を利用した，母平均μの区間推定の方法を復習しておこう．問題となる変量（例えば血圧）Xが正規分布に従うとする．また，母平均μも母標準偏差σも不明とする．このとき，標本平均$\overline{X}$の基準化統計量がtだった．

$$t = \frac{\overline{X} - \mu}{\dfrac{\hat{\sigma}}{\sqrt{n}}} \tag{22.1}$$

nは標本の大きさ，$\hat{\sigma}$は不偏分散の平方根である．このとき，μの信頼区間は統計量tが自由度$\phi = n-1$のt分布に従うことを利用して求めることができた．自由度ϕのt分布の上位2.5%点を$t_\phi(0.025)$とすると，統計量tが

$$-t_\phi(0.025) \leq t \leq t_\phi(0.025) \tag{22.2}$$

を満たす確率は95%になる．そして，tの定義(22.1)を代入してこの不等式を変形すると，μの95%信頼区間

$$\overline{X} - t_\phi(0.025) \times \frac{\hat{\sigma}}{\sqrt{n}} \leq \mu \leq \overline{X} + t_\phi(0.025) \times \frac{\hat{\sigma}}{\sqrt{n}} \tag{22.3}$$

が得られるのだった【⇒第13講c節】．

仮説検定は，帰無仮説を「$H_0: \mu = \mu_0$」（対立仮説は $H_1: \mu \neq \mu_0$）とした上で，帰無仮説が成立するとき統計量 t は自由度 $\phi = n-1$ の t 分布に従うことを利用して，自由度 ϕ の t 分布の下位 2.5% 点の外側と上位 2.5% 点の外側を棄却域とすればよい．つまり，t の値を計算し，もし

$$t < -t_\phi(0.025), \quad \text{または} \quad t > t_\phi(0.025) \tag{22.4}$$

であったら，帰無仮説「$H_0: \mu = \mu_0$」は有意水準 $\alpha = 0.05$ で棄却できる．一般の α に対しては，(22.4)式中の 0.025 を $\alpha/2$ で置き換えれば棄却域が得られる．

$$t < -t_\phi\left(\frac{\alpha}{2}\right), \quad t > t_\phi\left(\frac{\alpha}{2}\right) \tag{22.5}$$

Note 巻末の定期試験頻出計算問題5に，母平均が基準値と同じかどうかを検定する問題をとりあげたので練習を兼ねてトライするとよいだろう．

c. 対応がある場合 — t 分布を使った推定と検定 —

基準値との比較に続いて，介入の前後で変化があるかどうかを判定する問題を考えよう．最高血圧は正規分布をすると考えてよいとする．また，被験者はランダムに選ばれているとする．

【問1】 高血圧患者8人に対して，治療前と降圧剤投与3ヶ月後の最高血圧を比較したところ以下のようだったという．この降圧剤は効果があると言えるだろうか？ また，効果があるとすればその大きさはどれくらいだろうか？

被験者	A	B	C	D	E	F	G	H
投与前	148	130	134	130	144	138	152	147
投与後	134	118	128	120	137	142	130	134

データは2群あるように見えるが，投与前と投与後の値なので，患者ごとにペアになっているデータが8組あることになる．このようなデータを「対応がある」，英語では paired と呼んでいる．データが得られたときに最初にやることは，データの様子がわかるグラフを描くことである．

c. 対応がある場合 — t 分布を使った推定と検定 —

図 22.1 左を見ると，1 例を除いて投与後は値が下がっていることがわかる．問題は投与前と後で最高血圧が変わったかどうかである．つまり，投与前から投与後の変化が問題なので，投与前と後の値の変化が検討すべき量ということになる．そこで，最高血圧の差を並べてみると以下のようになる（図 22.1 右）．

$$-14, \ -12, \ -6, \ -10, \ -7, \ 4, \ -22, \ -13$$

統計的な推論を続けるためには，次にこの値がどのような分布をするのかを調べなければいけない．この問題では投与前，投与後の最高血圧はそれぞれ正規分布をすることがわかっているので，「正規分布をする変量どうしの和や差は正規分布をする」という性質を思い出すと【⇒第 12 講 c 節】，最高血圧の変化量も正規分布をすることがわかる．したがって，「投与前後の最高血圧の変化量」を X とすれば，X は正規分布をするので，t 分布を利用して求めた母平均 μ の 95％の信頼区間（(22.3)式）を，直接利用することができる．

問 1 を実際に解いてみよう．計算に必要な量を求めると

$$n=8, \ \overline{X}=-10, \ \hat{\sigma} \fallingdotseq 7.5024, \ \frac{\hat{\sigma}}{\sqrt{n}} \fallingdotseq 2.6525, \ t_7(0.025)=2.365$$

なので，母平均 μ の 95％の信頼区間は

$$-10-2.365 \times 2.6525 \leqq \mu \leqq -10+2.365 \times 2.6525$$

よって

$$-16.27 \leqq \mu \leqq -3.73$$

と計算できる．

> 対応がある場合は，前後の変化量を変量として解析することができる

続いて検定を行おう[*1)]．検定統計量は，もちろん t である．調べたいのは「投

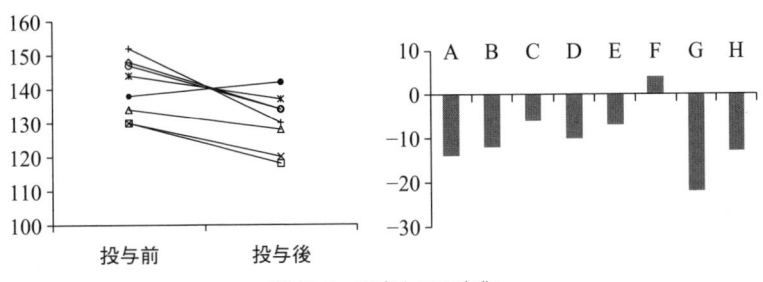

図 22.1 最高血圧の変化

与前後の最高血圧の変化量 X」の母平均 μ が 0 かどうかなので，帰無仮説は「$\mu=0$」である．したがって，t の値は (22.1) 式から

$$t = \frac{\overline{X}-\mu}{\frac{\hat{\sigma}}{\sqrt{n}}} \fallingdotseq \frac{-10-0}{2.6525} \fallingdotseq -3.770$$

となる．t 分布の上位確率表で見ると自由度 $=7$ のとき，$t_7(0.005)=3.499$ なので，$\alpha=0.01$ の場合の棄却域は，(22.5) 式から，

$$t<-3.499, \quad t>3.499$$

となる．$t=-3.770$ は棄却域に入るので，帰無仮説「投与前後の最高血圧の変化量 X の母平均 μ は 0」は有意水準 1% で棄却できる[*2]．

なお，統計ソフトや表計算ソフトがあれば上側確率を簡単に計算できる．$t=3.770$ のときは 0.0035 なので，p 値はその倍の 0.0070 になる．

以上のように，被験者ごとに介入前後の変化量を計算し，変化量を変量として行う t 検定を**対応のある t 検定**と呼んでいる．なお，対応のある t 検定は投与前，投与後の血圧がそれぞれ正規分布をしていなくても，その差が正規分布をしているとみなせれば適用することができる．

[*1] 第 21 講 a 節で説明したように，信頼区間が求まっていれば検定の計算をあらためて行う必要はない．最高血圧が下がったかどうかは，「投与前後の最高血圧の変化量 X の母平均 μ は 0」という帰無仮説を検定すればよいが，この例では 0 が μ の 95% 信頼区間の中に入っていなかったので，帰無仮説「$\mu=0$」は有意水準 5% で棄却できる．

[*2] $P(t>3.499)=0.005$ なので $P(|t|>3.499)=0.01$ となる．したがって，$|t|>3.770$ になることは確率 1% 以下でしか起こらない．よって，帰無仮説は有意水準 1% で棄却できる，と素朴に考えてもよい．

> [Note] 症例対照研究でマッチング【⇒第 3 講】を行う場合，1 つの病気の症例とマッチングをした対照症例は，同一被験者のデータと同じように対応があると考えて解析を行うことがある．

d．ノンパラメトリックな方法

これまでは，最高血圧は正規分布をすることがわかっているとしたが，通常はヒストグラムを描いたり正規確率紙を使って，分布の形状を確認するところから

始める．しかし，わずか8例ではヒストグラムを描いても形になりそうもない．分布の型が不明の場合は，どうしたらよいだろうか．

　正規分布は，平均 μ と標準偏差 σ という2つの量が決まれば，その形が完全に決まる．このように個々の分布を決定づける量を母数，英語で parameter と呼ぶのだったが，例えば血圧が降下したかどうかを判断する問題は母数（この場合は最高血圧の変化量の母平均 μ）について判断する問題になる．そのため，正規分布のような何らかの分布を仮定した上で導かれた推定方法や検定方法を，パラメトリックな方法と呼んでいる．対応のある t 検定は，変化量が正規分布をしていることを前提として導かれたパラメトリックな方法である．

　母集団の分布が正規分布をしていない場合や，正規分布をしているかどうか不明の場合は，理論的には t 検定をそのまま適用することはできない．現実の上でも，分布の仮定が間違っていた場合，第1種の過誤の確率が設定した有意水準 α と異なってしまう（大きくなる場合も小さくなる場合もある）．

　正規分布でなくてももとの分布の種類がわかっていれば，その分布に基づいてパラメトリックな検定方法や推定方法を構築することは可能であるが，分布の種類が不明でも利用できる万能な方法があると，とても便利である．そのような方法を「分布によらない方法」(distribution-free method)，または母集団の母数（パラメータ）について判断をするわけではないので，「母数によらない方法」(**ノンパラメトリックな方法**, nonparametric method) と呼んでいる．

　第17講で符号検定を紹介したが，このときはデータ値をプラスかマイナスの符号に変換した．つまり，どんな分布に対しても適用できる方法なのでノンパラメトリックな方法ということになる．符号検定は「分布の位置」や中央値を検定するためのもっとも素朴な方法で適用範囲は広いが，データの大きさを活用していない分，検出力が弱い．そこで，以下では符号検定よりはデータの情報を活用しながら，分布が正規分布という仮定がなくても適用できる方法を紹介する．

e．Wilcoxon の符号付き順位和検定

　4人について，平均血圧の変化を測定したところ，
　　$-5, \ -12, \ +4, \ -8 \ (\text{mmHg})$
だった場合を例にとって考えてみる．帰無仮説は，先ほどと同じく「治療前後で

最高血圧に差がなく変化量はゼロ（$H_0: \mu=0$)」だが，正規分布という仮定がなくなるので，検定の計算を可能にするために偶然による血圧の変動はゼロを中心に対象な分布をするという条件を加えることにする[*1]．符号検定は変化が正か負かだけを問題にして，

　　　　$-$，$-$，$+$，$-$

となる確率を計算したが，今回は測定値の大きさの大小関係を考慮に入れて次のような手順を考える．

1. 観測値の絶対値をもとに小さい順に順位をつける．この例では，2位，4位，1位，3位となる．
2. 差が正だった観測値の順位の和 R_+，差が負だった観測値の順位の和 R_- を計算する．この例では，$R_+=1$，$R_-=2+4+3=9$ となる．
3. R_+ と R_- の小さいほう L を検定のための統計量とする．

さて，どのような場合に帰無仮説を棄却できるかを考えてみよう．上記の手順で順序づけをした結果は，1位，2位，3位，4位のそれぞれが＋か－かにより区別できるので，可能性のある場合は以下の16通りになる（R_+ の大きさの順に並べてある）．この例題の場合，検定統計量の値は「$R_+=1$」であることを念頭に置いて，表を眺めてみよう．

1位	2位	3位	4位	R_-	R_+	L
$-$	$-$	$-$	$-$	10	0	0
$+$	$-$	$-$	$-$	9	1	1
$-$	$+$	$-$	$-$	8	2	2
$-$	$-$	$+$	$-$	7	3	3
$+$	$+$	$-$	$-$	7	3	3
$-$	$-$	$-$	$+$	6	4	4
$+$	$-$	$+$	$-$	6	4	4
$-$	$+$	$+$	$-$	5	5	5
$+$	$-$	$-$	$+$	5	5	5
$-$	$+$	$-$	$+$	4	6	4
$+$	$+$	$+$	$-$	4	6	4
$-$	$-$	$+$	$+$	3	7	3
$+$	$+$	$-$	$+$	3	7	3
$+$	$-$	$+$	$+$	2	8	2
$-$	$+$	$+$	$+$	1	9	1
$+$	$+$	$+$	$+$	0	10	0

e. Wilcoxon の符号付き順位和検定

帰無仮説が正しい場合，ある順位のデータが＋であるか－であるかは偶然に左右されるだけなので，その確率はいずれも 1/2 である．したがって，上記のそれぞれの場合が起こる確率はいずれも $(1/2)^4=1/16$ になる．

順位の総和は $1+2+3+4=10$ であり，順位の総和は R_- と R_+ の和でもある．帰無仮説が成立しているときは，R_- と R_+ の「期待値」は同じ値になるので，R_- と R_+ の「期待値」はいずれも $10/2=5$ である．このとき，R_+ は図 22.2 左のような平均値 5 を中心とした左右対称の分布になる．$R_+=0$ となる場合は 1 通り，$R_+=1$ となる場合も 1 通りなので，「$R_+=1$」の下側確率は

$$P(R_+ \leq 1) = 2/16 = 0.125$$

となる．図で灰色で示したように，「$R_+=1$」の珍しさは，上側確率も合わせて評価しなくてはいけないので「$R_+ \geq 9$」の確率も合わせて

$$P(R_+ \leq 1) + P(R_+ \geq 9) = 0.25$$

が帰無仮説が正しい場合の「$R_+=1$」の珍しさ（p 値）になる（この場合，帰無仮説は棄却されない）．

一般にデータが n 個の場合，

$$\text{順位の総和} = 1+2+3+\cdots+n = \frac{n(n+1)}{2}$$

なので，R_+ は 0 から $n(n+1)/2$ の間の整数値をとり，分布の形は図 22.2 のように左右対称になる．測定結果から R_+ と R_- のうち，小さいほうを L として，上と同じように L の両側確率

$$P(\text{順位} \leq L) + P(\text{順位} \geq (\text{順位の総和}-L)) = 2 \times P(\text{順位} \leq L)$$

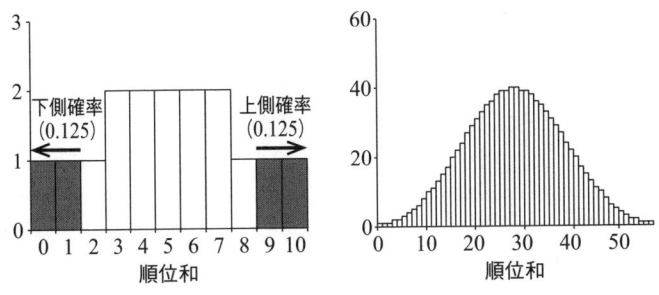

図 22.2 順位和 R_+，R_- の分布
左：$n=4$ の場合，右：$n=10$ の場合．

を計算し，その値があらかじめ決めておいた有意水準 α（一般には 0.05 または 0.01）より小さいときは，帰無仮説（変化量の母平均はゼロ）が正しい場合は α の確率以下でしか起こらない珍しいことが起こったことになるので，帰無仮説を棄却して差があったと判断する（もちろん，p 値を示したほうがよい）．

なお，n の値が大きいとき R_+, R_- は

$$\text{平均}: \frac{n(n+1)}{4}, \quad \text{分散}: \frac{n(n+1)(2n+1)}{24} \qquad (22.6)$$

の正規分布に近似的に従うので，正規分布の性質を利用して上記の確率を計算することができる．図 22.2 右は $n=10$ の場合だが，正規分布にかなり近づいていることが見てとれ，実際近似の精度もよい．

以上の方法を Wilcoxon の**符号付き順位和検定**と呼んでいる．分布が不明の場合に，対応のある t 検定の代わりに利用できる重要かつ有用な手法である．

[*1] 分布が対称という仮定は強すぎて，適用範囲が狭いのではと感じた人もいると思う．しかし，この場合は変量ではなく，その前後の差のような変化量を見るので，帰無仮説が正しいときにこの仮定で不十分な状況を考えるのは逆に難しく，実用的には十分である．

> **Note** 符号検定と Wilcoxon の符号付き順位和検定の違いは，符号検定ではデータ値の正負により変量を＋か－かに 2 値化したことに対して，後者ではデータの大きさを順序に変換することにより，データ値間の大小関係を活かしている点にある．当然，後者のほうが検出力が高い．変量が正規分布をする場合の検出力を t 検定と比較すると，符号付き順位和検定の検出力は $3/\pi \fallingdotseq 95.5\%$ と言われており，それほど劣らない【Zar, 2009；広津，2004】．それに対して，符号検定の検出力は $2/\pi \fallingdotseq 64\%$ であり，変量が正規分布をしているときは t 検定より検出力がかなり低い．
>
> もちろん，t 検定が一番検出力が高いと言っても，正規性が崩れているときは，そもそも第 1 種の過誤の確率 α が狂ってしまうので，正規分布でないときは α が正確な符号付き順位和検定を使うほうがよい．
>
> 符号付き順位和検定は，中央値 m からの差を新しい変量とすることにより，「中央値が m である」という仮説を検証するのにも適用できるが，その場合は分布の対称性に気を配る必要がある．もし，対称性が不明の場合は，検出力は落ちるが，対称性の仮定が不要な符号検定を使う必要がある．

> **Note** (中級) 基準化の(12.10)式に，R_+ を適用すると
> $$W = \frac{R_+ - (R_+\text{の期待値})}{\sqrt{R_+\text{の分散}}} = \frac{R_+ - \dfrac{n(n+1)}{4}}{\sqrt{\dfrac{n(n+1)(2n+1)}{24}}} \quad (22.7)$$
> という基準化統計量が得られる．Wはnが10より大きいときは標準正規分布で近似しても問題ないので，この性質を使ってp値を計算できる．

確認問題

1. 薬剤治療のような [A] の効果について，被験者ごとに投与前と投与後の数値を調べる場合は，被験者ごとに前後の数値がペアになっている．このような場合を [B] と呼び，変量が正規分布をするときは [C] 分布を利用した推定や検定を適用することができる．

2. 投与前後の数値の差を X，その標本平均を $\overline{X}$，標本標準偏差（不偏分散の平方根）を $\hat{\sigma}$，X の母平均を μ，被験者の数を n としたとき，$t=$ [D] は自由度 [E] の [C] 分布に従う．また母平均 μ の95%信頼区間は，自由度 $\phi=$ [E] の [C] 分布の上位2.5%点の値を $t_{[\text{E}]}(0.025)$ としたとき，[F] となる．

3. この講のはじめの，高血圧患者8人に降圧剤を投与した例題を，Wilcoxonの符号付き順位和検定を使って，有意水準5%で検定せよ．

【答】 A. 介入   B. 対応がある   C. t D. $\dfrac{\overline{X}-\mu}{\dfrac{\hat{\sigma}}{\sqrt{n}}}$ E. $n-1$

F. $\overline{X} - t_{n-1}(0.025) \times \dfrac{\hat{\sigma}}{\sqrt{n}} \leq \mu \leq \overline{X} + t_{n-1}(0.025) \times \dfrac{\hat{\sigma}}{\sqrt{n}}$

3. 巻末の定期試験頻出計算問題7を参照．

第23講

平均値の比較(2)
対応がない場合
― t 検定と Welch の方法はどちらを使えばよいか？ ―

Q 対照群と介入群の間で，平均値に差があるかどうかを検定する方法がいくつかあって，どれを使ったらよいのかがよくわかりません．

A この問題は難問ですが，条件に合わせて利用できる手法があります．まずは，以下の4通りに分けて考えるとわかりやすいと思います．
1. 母集団は正規分布をし，両群の分散が等しい場合は t 検定
2. 母集団は正規分布をするが，両群の分散が異なる可能性がある場合は Welch（ウェルチ）の方法
3. 分布の種類は不明だが，両群の分布形状は同じで分布の位置だけが異なる場合は，Wilcoxon の順位和検定（＝Mann-Whitney（マン・ホイットニー）の U 検定）
4. 分布の種類が不明でかつ分布形状が同じかどうか不明だが，分布が対称であれば Fligner-Policello（フリグナー・ポリチェロ）検定

残るのは分布が対称でなく，しかも両群の分布の形状が異なる場合です．このような場合は，純粋に平均値の差を検出するのは困難なので，平均値の差ではなく分布の違いを検出するのが有効な対応策です．

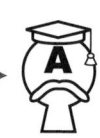

a． 2つの母集団の平均値の比較

この講では，第22講の最初に挙げた「対照群と介入群の間で平均値に差があるかどうかを調べる」という問題を扱う．統計的な判断が必要な問題の中でも，もっとも基本的かつ代表的な問題の1つだが，難しさが2つある．1つは，母集団の分布型によって適用可能な手法が変わることである．もう1つは，手法を記述するのに数式を駆使せざるをえないため，数式が苦手な人にはハードルが上が

a. 2つの母集団の平均値の比較　　　167

ることである．実際，推定や検定に使う統計量の中には形がとても複雑に見えるものがあるが，どの式も基準化の一般式(12.10)

$$\text{統計量}X\text{の基準化統計量} = \frac{X-(X\text{の平均})}{X\text{の標準偏差}}$$

を適用して求めた基準化統計量であり，もとの統計量に何を使うかと，分母の標準偏差の計算式の違いに過ぎない．そのことに気をつけると，複雑な式もその正体がよく見えてくるはずである．

【問1】　1年前の健康診断で高血圧と判定された男性のうち，治療を受けていなかった9人と，生活習慣の指導を受けた7人の最高血圧を比較したところ，以下のような値だったという．

　　非治療群：145, 130, 134, 130, 144, 138, 152, 147, 140
　　治療群：　131, 118, 128, 120, 137, 142, 134　　　　（単位 mmHg）

生活習慣の指導は効果があったと言えるか？　また効果があったとすれば，その大きさはどれくらいか？　なお，治療群と非治療群の被験者はいずれもランダムに選ばれているとする．

　この場合，データは第22講の問1と同じく16個だが，患者の数は8人ではなく16人で，両群の人数は9人と7人と異なっており，両群の患者の間に対応はない．データの構造が異なっていることに気をつけよう．この問題は，事前にわかっていることにより，以下の4通りに分けて考えるとわかりやすい．
1. 母集団は正規分布．両群の分散は等しい．
2. 母集団は正規分布．両群の分散は異なる可能性がある．
3. 分布は不明だが，両群の分布形状は同じで分布の位置だけが異なる[*1)]．
4. 分布については事前に何もわかっていない．

1は，正規分布の性質を利用して理論的に完全に解くことができる（対応のないt検定）．2は，理論的には解けないが，実際上は完全に近い解法が工夫されている（Welchの方法）．いずれも，正規分布を利用したパラメトリックな解法である．

　分布の種類が不明の場合は，ノンパラメトリックな解法を工夫する必要がある．3は**分布位置差異問題**（location shift problem）と呼ばれている．Wilcoxon

の順位和検定という，ノンパラメトリックな優れた解法がある．なお，1は分布位置差異問題の特殊な場合である．

2と4では，分散が異なっているときは，すでに分布が異なっていることに気をつけよう．このとき，さらに平均値が異なるかどうかを論じることに意味があるかどうかは場合によるだろう．正規母集団の比較で，分散が異なる場合に平均値が等しいかどうかを調べる問題は**ベーレンス・フィッシャー問題**（Behrence-Fisher problem）と呼ばれ古くから難問とされてきたが，母集団の分布型が不明の場合は問題がさらに難しくなる．正規分布が仮定できる2はWelchの方法で実質的に解けるが，4は事前に何もわかっていない場合で，一番難しい．

この講では母平均が正規分布をする1と2の場合を，次の講で分布の種類が不明な3と4の場合の解法を扱う．なお，どの問題が該当するか，判断を間違えると第1種の過誤の確率が有意水準を上回ることがあるので，解法の選択には細心の注意が必要である【⇒第24講】．

[*1)] 「分布の形状は同じ」というのは，片方の分布の位置をずらすことにより，2つの分布を完全に重ね合わせることができる場合をイメージするとよい．

b. データの整理

変量が正規分布をするとき，未知の母数は各群の母平均（μ_x, μ_y）と母標準偏差（σ_x, σ_y）の2種類，個数は4個である．このとき統計量を工夫することにより，対応がある場合にt分布が利用できたように，母平均の差（$\mu_x - \mu_y$）の推定・検定ができるだろうか．

解法を考える前に，まずデータの分布の形状をグラフで確認しよう．各群の標本数が多い場合は，ヒストグラムを描くと両群の分布の様子を視覚的につかめるが，第5講でも注意したように標本の大きさが50程度の場合は，ヒストグラムでは分布の形状の判別は難しい．そのような場合は，正規確率紙が正規性の判定に役に立つ．

分布の位置とバラツキの比較には，図23.1のような箱ひげ図【⇒図7.3】がよい．上下のヒゲは外れ値を除いた最大値と最小値を，箱の上下と中の3本の横線は上位，下位の25%点と中央値を，■は平均値を表すのだった．図を見ると，

治療群と非治療群の血圧の分布の重なり具合と位置の違いが視覚的によくわかる．

さて，議論を進めるためにデータと統計量の表記を決めよう．これから変数と母数が並ぶが，いずれもこれまでに親しんできたものばかりである．これまでに学んだことを思い出しながら，何を表しているのか確認しよう[*1]．

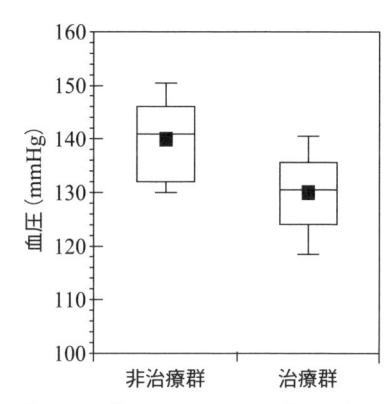

図 23.1 箱ひげ図による2群の分布の比較

1. 変数は，対照群の最大血圧を X，介入群の最大血圧を Y とする．
2. X と Y は，以下のような正規分布に従うとする．

   対照群：$X \sim N(\mu_x, \sigma_x^2)$
   介入群：$Y \sim N(\mu_y, \sigma_y^2)$

3. 標本の大きさは m 個と n 個とする．また，測定値は以下のように表す．

   対照群：$x_1, x_2, ..., x_m$ （データは m 個）
   介入群：$y_1, y_2, ..., y_n$ （データは n 個）

4. 標本を集計して得られる統計量は，標本平均，偏差の二乗和，不偏分散を以下の変数名で表すことにする．

   標本平均： $\overline{X} = \dfrac{x_1 + x_2 + \cdots + x_m}{m}, \quad \overline{Y} = \dfrac{y_1 + y_2 + \cdots + y_n}{n}$

   偏差の二乗和： $S_x = (x_1 - \overline{X})^2 + (x_2 - \overline{X})^2 + \cdots + (x_m - \overline{X})^2$
   $S_y = (y_1 - \overline{Y})^2 + (y_2 - \overline{Y})^2 + \cdots + (y_n - \overline{Y})^2$

   X, Y の不偏分散： $\hat{\sigma}_x^2 = \dfrac{S_x}{m-1}, \quad \hat{\sigma}_y^2 = \dfrac{S_y}{n-1}$

   $\sigma_x = \sigma_y$ の場合の不偏分散： $\hat{\sigma}^2 = \dfrac{S_x + S_y}{m + n - 2}$

[*1] $\hat{\sigma}$ だけが新しい定義である．偏差の二乗和 S_x, S_y をそれぞれ（標本数−1）で割ることにより，母分散 σ_x^2, σ_y^2 の不偏推定値 $\hat{\sigma}_x^2, \hat{\sigma}_y^2$ を計算できたが，母分散 σ_x^2, σ_y^2 の値が同じ場合は，両群の分散を合わせて（プールするという）分散 σ^2（1個だけ）の推定値を計算

する．具体的には偏差の二乗和 (S_x+S_y) を $(m+n-2)$ で割った値 $\hat{\sigma}^2$ が共通の σ^2 の不偏推定値になる．なお，大文字の S は summation（和）の最初の文字からとった．

c． 標本平均の差の分布

今考えている，対照群と介入群の間で平均値に差があるかどうかという問題では，未知の母数は 4 個もあるが，問題は 2 群の平均値の間に差があるかどうかなので，$\mu_x-\mu_y$ の値を評価できればよい．つまり，μ_x, μ_y をそれぞれ別に評価する必要はないので，未知の母数は実質的には 3 個である．

第 12 講で説明したように，X, Y が正規分布をするとき標本平均 $\overline{X}$, $\overline{Y}$ はやはり正規分布をして，分散は標本の大きさ分の 1 になる．

$$\overline{X} \sim N\left(\mu_x, \frac{\sigma_x^2}{m}\right), \quad \overline{Y} \sim N\left(\mu_y, \frac{\sigma_y^2}{n}\right) \tag{23.1}$$

また，2 つの独立な確率変数の和や差の分散は，もとの確率変数の分散の和になるので【⇒第 12 講 c 節】，標本平均の差 $\overline{X}-\overline{Y}$ については，

$$\overline{X}-\overline{Y} \text{ の平均は } \mu_x-\mu_y, \text{ 分散は } \frac{\sigma_x^2}{m}+\frac{\sigma_y^2}{n} \tag{23.2}$$

になる．分散が等しい場合は $\sigma_x=\sigma_y=\sigma$ とおくと

$$\overline{X}-\overline{Y} \text{ の分散は } \frac{\sigma_x^2}{m}+\frac{\sigma_y^2}{n}=\left(\frac{1}{m}+\frac{1}{n}\right)\sigma^2 \tag{23.3}$$

と表せる．さらに，2 つの変量が正規分布をするとき，その和や差も正規分布をするので（正規分布の再生性），標本平均の差 $\overline{X}-\overline{Y}$ は以下のような正規分布をすることがわかる．

$$\overline{X}-\overline{Y} \sim N\left(\mu_x-\mu_y, \left(\sqrt{\frac{\sigma_x^2}{m}+\frac{\sigma_y^2}{n}}\right)^2\right) \tag{23.4}$$

分散が等しい場合は以下のように書ける．

$$\overline{X}-\overline{Y} \sim N\left(\mu_x-\mu_y, \left(\sigma\sqrt{\frac{1}{m}+\frac{1}{n}}\right)^2\right) \tag{23.5}$$

> [Note] この後，見るからに複雑な式が出てくる．おまけにその式を使った計算問題が試験に出るので，大学生は統計学の試験では難儀をする．試験の日にピークを合わせて式を丸暗記して乗り切る人も多い．しかし，$\overline{X}-\overline{Y}$ の分散さえ理解できれば，式の構造がよく見えるようになるので，(23.2)式をしっかり頭に入れてから次に移ろう．

d. 推定と検定のための統計量

すでに母平均 μ の信頼区間を求める方法を3つ学んだ．具体的には，
1. 母分散既知，標本1個から　⇒　(12.2)式
2. 母分散既知，n 個の標本から　⇒　(12.8)式
3. 母分散未知，n 個の標本から　⇒　(13.4)式

だが，いずれの場合も(12.10)式で定義した基準化統計量，

$$\frac{統計量 - 統計量の平均}{統計量の標準偏差}$$

を使って，母平均 μ の信頼区間と棄却域の導出過程を整理することができた．母数ではなく，ノンパラメトリックな Wilcoxon の符号付き順位和検定の場合でも，検定統計量 R_+ を上記の基準化の式に入れた(22.7)式を使って近似計算をすることができた．

今は母平均ではなく，その差 $\mu_x - \mu_y$ を問題にしているが，同じ原理が使えないか試していこう．まず，推定と検定に使う統計量を考えなくてはいけないが，μ_x を推定するときは標本平均 $\overline{X}$，μ_y を推定するときは $\overline{Y}$ を使うので，$\mu_x - \mu_y$ の場合は $\overline{X}-\overline{Y}$ でよいだろう．統計量 $\overline{X}-\overline{Y}$ の基準化統計量は，(12.10)式から以下のようになる．

$$\frac{(\overline{X}-\overline{Y})-(\mu_x-\mu_y)}{\sqrt{(\overline{X}-\overline{Y})\text{の分散}}} \qquad (23.6)$$

問題は分母の平方根の中の「$(\overline{X}-\overline{Y})$ の分散」をどうするかである．もちろん，母分散が既知であれば(23.2)から $\sigma_x^2/m + \sigma_y^2/n$ を使えば問題解決だが，残念ながら σ_x も σ_y も未知である．しかし，t 検定のときに未知の σ の代わりに標本標準偏差を利用したことを思い出すと，σ_x と σ_y をそれぞれ標本標準偏差 $\tilde{\sigma}_x$ と $\tilde{\sigma}_y$ で置き換えた

$$t_w = \frac{(\overline{X}-\overline{Y})-(\mu_x-\mu_y)}{\sqrt{\dfrac{\hat{\sigma}_x^{\,2}}{m}+\dfrac{\hat{\sigma}_y^{\,2}}{n}}} \tag{23.7}$$

という式を使えばよいのではないかという発想にたどりつく．分散が等しい場合は，(23.2)の代わりに(23.3)の関係を使うと以下の形が得られる．

$$t_0 = \frac{(\overline{X}-\overline{Y})-(\mu_x-\mu_y)}{\hat{\sigma}\sqrt{\dfrac{1}{m}+\dfrac{1}{n}}} \tag{23.8}$$

$\overline{X}-\overline{Y}$ の分散の式(23.2)が頭に入っていれば，ここまでは自力でもたどりつけるだろう．この後は少し難しくなるが，2群の分散が等しい場合と異なる場合に分けて，基準化統計量 t_0 と t_w の分布がどうなるかを説明しよう．

e. 母分散が等しい場合

両群の母分散が等しい場合は，(23.8)式で定義される t_0 がどんな分布に従うかがわかれば，これまで信頼区間を構築したのとまったく同様の方法が使える．数学的な演繹過程はこの本の範囲を超えるので中級の教科書【永田，1996；竹内，1963】を参照してもらうことにして，結論を述べると以下が成立する．

> t_0 は自由度が $(m+n-2)$ の t 分布をする

このことを使って，以下の2問を自分で解いてみよう．信頼区間の計算と統計的検定の基本が理解できているかのよい確認になる．

【問2】 t_0 の分布を利用して，$\mu_x-\mu_y$ の信頼率95%の信頼区間を求めよ．
【問3】 t_0 の分布を利用して，帰無仮説「$H_0: \mu_x = \mu_y$」の有意水準5%の棄却域を求めよ．

まず，信頼区間から求めよう．基準化統計量 t_0 は自由度 $(m+n-2)$ の t 分布に従うので

$$-t_{m+n-2}(0.025) \leq t_0 \leq t_{m+n-2}(0.025) \tag{23.9}$$

が成立する確率は0.95である．ここで，式を簡単にするために(23.8)式の t_0 の

分母を U とおくと
$$t_0 = \frac{(\overline{X}-\overline{Y})-(\mu_x-\mu_y)}{U}$$
と書き直せる．(23.9)式に $U(>0)$ をかけると
$$-t_{m+n-2}(0.025)\cdot U \leq (\overline{X}-\overline{Y})-(\mu_x-\mu_y) \leq t_{m+n-2}(0.025)\cdot U$$
となるので，-1 をかけると以下のようになる．
$$-t_{m+n-2}(0.025)\cdot U \leq (\mu_x-\mu_y)-(\overline{X}-\overline{Y}) \leq t_{m+n-2}(0.025)\cdot U$$
$(\overline{X}-\overline{Y})$ を移項すると
$$(\overline{X}-\overline{Y})-t_{m+n-2}(0.025)\cdot U \leq (\mu_x-\mu_y) \leq (\overline{X}-\overline{Y})+t_{m+n-2}(0.025)\cdot U$$
という関係が得られる．これが $\mu_x-\mu_y$ の信頼率 95% の信頼区間である．

続いて，検定の問題を考えよう．帰無仮説「$H_0: \mu_x=\mu_y$」が成立するとき $\mu_x-\mu_y=0$ なので，検定統計量 t_0 は以下のようになる．
$$t_0 = \frac{\overline{X}-\overline{Y}}{\hat{\sigma}\sqrt{\frac{1}{m}+\frac{1}{n}}}$$
t_0 は自由度が $(m+n-2)$ の t 分布に従うので，その両側の 2.5% 点が棄却域の境界になる．したがって，有意水準 5% の棄却域は以下のようになる．
$$t_0 < -t_{m+n-2}(0.025), \quad t_0 > t_{m+n-2}(0.025)$$
t_0 は標本データから計算することができるので，あとは $t_{m+n-2}(0.025)$ を t 分布表から調べて比較すればよい．この方法を**対応のない t 検定**と呼んでいる．

f. 母分散が異なる場合（Welch の方法）

母分散が異なる可能性があるときは，先に説明したベーレンス・フィッシャー問題になる．この場合は t_w を使えば問題は簡単に解決しそうだが，t_w は母分散の比 σ_x^2/σ_y^2 によって異なった分布をするため，標本の情報だけからでは上位点・下位点の値を 1 つに決めることができない．かと言って，母分散の比 σ_x^2/σ_y^2 も不明である．残念なことに，その他の統計量を工夫しても，正確に問題を解けないことが知られている．

そこで，B.L.Welch はこの問題を解決するために，σ_x^2/σ_y^2 をその推定量 $\hat{\sigma}_x^2/\hat{\sigma}_y^2$ で近似することにより t_w を t 分布で近似する方法を 1938 年に提案した．

t分布なので実際の計算には自由度 ν が必要だが, ν は以下の式を解いて求めることができる【Satterthwaite, 1946】.

$$\frac{\left(\frac{\hat{\sigma}_x{}^2}{m}+\frac{\hat{\sigma}_y{}^2}{n}\right)^2}{\nu}=\frac{\left(\frac{\hat{\sigma}_x{}^2}{m}\right)^2}{m-1}+\frac{\left(\frac{\hat{\sigma}_y{}^2}{n}\right)^2}{n-1} \quad (23.10)$$

ν は n のギリシャ文字でニューと呼ぶ. この式を満たす ν の値は整数にはなりそうにないが, そのときは ν の値の小数点以下を切り捨てた値 ν_1 と切り上げた値 ν_2 から, それぞれの値（これは自然数になっている）に対応する上位点を求め（t分布表を使えばよい）, 比例配分により ν に該当する上位点を求める. 例えば, $\nu=8.5$ であれば, $t_8(0.025)$ と $t_9(0.025)$ を t 分布表から求めると 2.306 と 2.262 になるので, その中点をとって $t_{8.5}(0.025)=2.284$ と計算する. あとは,

$$-t_\nu(0.025) \leq t_w \leq t_\nu(0.025) \quad (23.11)$$

である確率は 0.95 であることを利用すれば, 分散が等しい場合と同様に, 信頼区間と棄却域を計算できる.

統計量 t_w を使うこの方法を **Welch の方法** と呼んでいる. 近似的な方法だが, 実用上は誤差を気にする必要はなく, また正規分布の仮定が崩れたときでも誤差が少ない, 応用範囲の広い便利な手法である.

> Note （中級） (23.10)式は, 初学者用の本に出てくる式の中では, 形が一番複雑だろう. もちろん覚える必要はないが, この式から求まる ν の最小値と最大値がどうなるかは理解しておきたい. t_w の自由度は $\hat{\sigma}_x{}^2/\hat{\sigma}_y{}^2=m(m-1)/n(n-1)$ のとき $(m+n-2)$ であり, これが ν の最大値になる（このとき, t 分布の分散は一番小さいので, 信頼区間の幅は一番小さくなる）. 逆に, 分散の値が大きく異なる場合については, (23.10)式で $\sigma_y{}^2=0$ または $\sigma_x{}^2=0$ とおいてみると, $\sigma_x{}^2 \gg \sigma_y{}^2$ のときは ν は $(m-1)$ に近く, $\sigma_x{}^2 \ll \sigma_y{}^2$ のときは $(n-1)$ に近くなることが想像できるだろう. 以上のことから,
>
> $$m-1, \ n-1 < \nu \leq m+n-2$$
>
> が成立することがわかる. したがって, (23.10)式でなく, $(m-1)$ と $(n-1)$ の小さいほうを自由度 ν とすれば, 信頼区間(23.11)の信頼率は 0.95 を下回らないこと, ならびに t_w を使って検定をしたときに第1種の過誤の確率が 0.05 以下になることを保証できると考えられる（検出力が犠牲になるので, このやり方が使われることはめったにないが）. もう少し詳しく知りたい人は【竹内, 1963；永田, 1996】を参照されたい.

g. 統計ソフトの出力の見方

問1は(23.11)式を使って答を得ることができるが，2群の平均値の差の推定や検定は，統計ソフトを使って計算することが多いので，ここで統計ソフトの出力結果を読む際の注意を挙げておく．

図23.2は，t検定を適用した場合とWelchの方法を適用した場合の計算結果だが，それぞれに両側検定のp値（$P(|t|>t_0)$, $P(|t|>t_w)$）と片側検定のp値（$P(t>t_0)$, $P(t>t_w)$）が表示されている．このように統計ソフトは，いくつかの方法の計算結果を同時に出力することが多いが，どの方法の結果を採用するかは慎重に考えなくてはいけない．まず，治療群と非治療群で最高血圧の分布のバラツキが等しいという根拠がない場合は，t検定でなくWelchの方法を採用しなくてはいけない．また，生活習慣の指導で最高血圧が必ず下がるという強い根拠がない限り，片側p値を採用してはならない．したがって，採用すべきp値は0.0339ということになる．

この例の場合は，t検定とWelchの方法のどちらでも，帰無仮説は有意水準5%で棄却されるが，t_0のほうが自由度が大きいことが影響してt検定のほうがp値が小さい．これは，Welchの方法を使うべきときに等分散を仮定したt検定を行うと，本当はp値は0.06なのに帰無仮説が棄却されるような判定の間違いが起こることを意味している．その場合，第1種の過誤の確率を有意水準以下に抑えるという，統計的検定の基本方針が崩れることになる．

また，逆にt検定を使うべきときにWelchの方法を使うと，検出力で損をす

	投与前	投与後	差
標本数	9	7	
平　均	140.00	130.00	10.00
不偏分散	59.25	76.33	
標準偏差	7.70	8.74	

対応のないt検定	
t_0	2.432
自由度	14
$P(|t|>t_0)$	0.0290
$P(t>t_0)$	0.0145

Welchの方法	
t_w	2.391
自由度	12.12
$P(|t|>t_w)$	0.0339
$P(t>t_w)$	0.0169

図23.2 対応のないt検定とWelchの方法の計算結果例

ることになるので,手法の選択には十分な注意が必要になる.

> [Note] **母分散の違いの検定**(中級)
>
> 正規性が仮定できる場合は,両群の分散が等しいかどうかを検定して(F検定,Bartlett検定,Levene検定などいくつかの手法がある),その結果,両群の分散が等しいという帰無仮説が棄却されなかったときは両群の分散は等しいと考えて t 検定を選択する.分散が等しいという帰無仮説が棄却されたときはWelchの方法を選択するという方法を紹介している本があるが,疑問が多い【Zar, 2009】.
>
> そもそも,この判定法は「帰無仮説が棄却されなかったからといって,必ずしも帰無仮説が成立すると主張できるわけではない」という検定結果の解釈の基本に反している.しかし,t 検定のほうが p 値が大きいのであればまだ問題は少ない.なぜなら,Welchの方法を使うべきときにそうしなかったからといって,第1種の過誤の確率が有意水準を超えることにはならないからである.だが,実際は逆である.第20講で議論したことからわかるように,検定で分散が等しいという帰無仮説が棄却されなかった場合も,対立仮説が正しく分散が異なっている可能性は十分にある.そして,その場合に t 検定を適用すると,本来のWelchの方法であれば棄却されないのに棄却されるケースが出てしまう.その結果,<u>全体の第1種の過誤の確率が有意水準を上回ってしまう</u>ことになる.
>
> 分散の違いの検定と,その後の平均値の差の検定を合わせたときの有意確率を計算できれば2段階の検定法も可能だが,分散の違いの検定と母平均の差の検定は独立ではないため,全体を通しての有意確率の計算は事実上不可能である.したがって,事前に母分散の違いを検定して,その結果に基づいて平均値の差の検定方法を選ぶやり方は,仮説検定の原理に照らし合わせて考えると,実現は難しい.

> [Note] **手法の選択**(中級)
>
> 対応のない t 検定とWelchの方法はどうやって選べばよいだろうか.わかっていることをもとに考えてみよう.基本は,正規母集団の母平均を比較する場合,等分散が仮定できるときは「対応のない t 検定」が,分散が等しいかどうか不明のときは(分散が等しいときも)Welchの方法が適応できること,そして分散が等しい場合は,Welchの方法より「対応のない t 検定」のほうが検出力が高いことである.
>
> また,分散が異なるときに t 検定を使うと,第1種の過誤の確率が有意水準

と一致しなくなることも忘れてはいけない．以上を考慮に入れて，正規母集団の場合は以下の方法を勧める．
1. 事前の科学的な知識，または十分な大きさの標本により分散が等しいことがわかっているときは，対応のない t 検定を使う
2. それ以外の場合は，Welch の方法を使う[*1)]

[*1)] (23.7), (23.8)式の分母を計算するとわかるが，分散が違っていても両群の標本サイズが等しい場合は，t_0 と t_w は同じ値になる．この場合は，「対応のない t 検定」でも第1種の過誤の確率はそれほど狂わないので，両群の標本サイズが等しい場合は「対応のない t 検定」でよいという考え方もある．しかし，両群の分散が異なると第1種の過誤はわずかだが大きめになるので，初学者のうちは素直に Welch の方法を使うほうがよいだろう．

確認問題

対照群と介入群の間で平均値に差があるか検定する場合，どのような方法が使えるか挙げよ．
(A) 2群とも正規分布をしており，分散が等しいことがわかっている場合
(B) 2群とも正規分布をしているが，分散が異なっている可能性がある場合

【答】 (A) 対応のない t 検定 (B) Welch の方法

第24講

平均値の比較(3)
分布を仮定しない方法
— Wilcoxon の順位和検定の考え方 —

Q 2群の平均値の差の検定に対する手法は，これまでのところ正規分布を仮定したものでした．分布の種類が不明の場合は，ノンパラメトリックな方法を使うそうですが，なんだか難しそうで…

A 第22講でも説明したように，ノンパラメトリックな方法とは，分布の種類が不明でも適用できる方法です．いろいろな手法がありますが，いずれも原理はシンプルで，例えば測定した値を順位に変換して（一番小さい測定値は1に，二番目に小さい測定値は2に置き換える），順位を変量として解析をします．代表的な手法としては以下のようなものがあります．

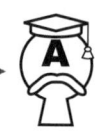

1. 対応がある場合は，Wilcoxon の符号付き順位和検定
2. 分布位置差異問題（対応なしだが等分布形）には，Wilcoxon の順位和検定
3. 対応なしで分布形が等しいかどうか不明の場合は，分布が対称であれば，Fligner–Policello（フリグナー・ポリチェロ）検定
4. 両群の分布形が等しいかどうか不明で，対称でもない場合は，Hirotsu の累積 χ^2 検定や最大 t 法など

なお，3や4の問題に対しても Wilcoxon の順位和検定が利用されていますが，2群の分散が異なる場合，第1種の過誤の確率が設定した有意水準 α から狂うことがありますので，注意が必要です．

a．ノンパラメトリックな方法

第23講では，2群の母平均に差があるかどうかという問題を解く方法を説明した．例えば，降圧剤の投与後に実際に血圧が下がったかという問題に対する判

定方法として，対応のある t 検定があったが，この方法は変化値が正規分布をしているという仮定のもとで導かれた手法だった．

母集団の分布が正規分布をしていない場合や，正規分布をしているかどうか不明の場合は，理論的には t 検定をそのまま適用することはできない．現実の上でも，分布の仮定が間違っていた場合，第1種の過誤の確率が設定した有意水準 α と異なってしまう（大きくなる場合も小さくなる場合もある）．

そのような場合に使えるのが，第22講で紹介したノンパラメトリックな方法である．代表的な方法としては次のようなものがある．

1. 符号検定．「分布の位置」や中央値を検定するためのもっとも素朴な方法で，適用範囲は広いが，検出力は弱い．
2. Wilcoxon の符号付き順位和検定．対応のある t 検定に相当する検定方法．
3. Wilcoxon の順位和検定．2群の分布が同等かを検定するための代表的な方法で，対応のない t 検定に相当する．検出力も十分で，医学研究ではよく使われているが，分布の違いを検出する方法であって，純粋に平均値の違いを検出する方法ではないので，適用に際しては注意が必要である．
4. Fligner-Policello 検定．等分散の仮定がない場合に平均値が等しいかどうかを検定する方法．正規分布の場合の Welch の方法に対応する．性能も十分で，分散が等しい場合は Wilcoxon の順位和検定と性能が同一になる．
5. Hirotsu の累積 χ^2 検定．分布形の違いを，平均の違いと分散の違いを合わせて，バランスよく検出する方法．平均値だけでなく，分布形状やバラツキも同時に異なると考えられる場合に有用である．

1の符号検定は第17講で，2の符号付き順位和検定は第22講ですでに紹介したので，この講では2群の平均値の差の検定に利用できる3と4を紹介する．

b. Wilcoxon の順位和検定

大きさの情報を残しながら，どんな分布に対しても共通に使える変換方法はないかと考えてみると，一番単純なのはデータの大きさを順位（rank）に置き換えることであろう．つまり，一番小さい測定値は1に，2番目に小さい測定値は2に，10番目なら10に置き換えるのである．これなら，もとの分布がどんなものであっても，測定値間の大小関係を残しながら単純な量に変換できる．あと

は，目的に応じて順位から統計量をつくり，その分布を調べれば，いろいろな検定方法を構築できる．

例として，20歳の日本人学生の最高血圧に男女差があるかという問題を考えてみよう．新学期の健康診断の結果から，ランダムに学生6人を抽出して調べたところ，小さい順に以下のようであったとする（Fは女子，Mは男子を表す）．

96(F), 105(F), 121(F), 122(M), 125(M), 132(M)　　（単位はmmHg）

この測定結果を順位に直すと次のようになる．

<u>1</u>, <u>2</u>, <u>3</u>, 4, 5, 6

ここで下線は女子学生，下線なしは男子学生である．なお，同じ順位（タイと呼ぶ）がいた場合，例えば2位が2人いたときは2人とも「2.5」位として計算する．

女子学生群の順位の和 R_F を計算すると，

$R_F = 1 + 2 + 3 = 6$

となる．R_F は，もし女子学生の最高血圧のほうが低ければ小さい値であろうし，逆に最高血圧が高ければ順位の和 R_F も大きいことが予想される．

<u>帰無仮説は，男子学生と女子学生で最高血圧は同じ分布をする，とする</u>[*1]．もし，帰無仮説が正しく男女の分布がまったく同じであれば，どの学生の順位も1〜6の値を同じ確率でとることになる．女子学生3人の順位の組み合わせと，そのときの R_F は表24.1の20通り（$= {}_6C_3$）になるが，男女の分布に差がないときはいずれも同じ確率（1/20）で起こるはずである．したがって，帰無仮説が

表24.1 3人の順位の組み合わせと順位和

(1, 2, 3),	$R_F=6$	(2, 3, 4),	$R_F=9$
(1, 2, 4),	$R_F=7$	(2, 3, 5),	$R_F=10$
(1, 2, 5),	$R_F=8$	(2, 3, 6),	$R_F=11$
(1, 2, 6),	$R_F=9$	(2, 4, 5),	$R_F=11$
(1, 3, 4),	$R_F=8$	(2, 4, 6),	$R_F=12$
(1, 3, 5),	$R_F=9$	(2, 5, 6),	$R_F=13$
(1, 3, 6),	$R_F=10$	(3, 4, 5),	$R_F=12$
(1, 4, 5),	$R_F=10$	(3, 4, 6),	$R_F=13$
(1, 4, 6),	$R_F=11$	(3, 5, 6),	$R_F=14$
(1, 5, 6),	$R_F=12$	(4, 5, 6),	$R_F=15$

表24.2 順位和の分布

順位の和	その確率
6	0.05
7	0.05
8	0.1
9	0.15
10	0.15
11	0.15
12	0.15
13	0.1
14	0.05
15	0.05

正しい場合，順位の和 R_F の分布は表24.2のようになる．

この表から，順位の和 R_F が6以下となる確率を計算すると

$P(R_F≦6)=0.05$

となる．片側検定の場合はこの値が，両側検定の場合はこの値の2倍の0.1がp値になる．仮に順位の和が7だったときは

$P(R_F≦7)=0.05+0.05=0.1$

と7より外の下側確率で評価することは，これまでと同じである（片側検定の場合）．もちろん，両側検定の場合は，その倍の値0.2で評価する．

この値があらかじめ設定しておいた有意水準（典型的には，0.05または0.01）より小さければ，帰無仮説（男性も女性も最高血圧の分布は同じ）が正しい場合はめったに起こらないことが起こったことになるので，帰無仮説を棄却して男女の分布に違いがあると判断する．

この方法を，**Wilcoxon の順位和検定**（Wilcoxon's rank sum test, Wilcoxon's two-sample test）と呼んでいる．符号付き順位和検定と名称が似ているので混同しないよう気をつけてほしい．なお，**Mann-Whitney の U 検定**は計算する統計量が違うだけで本質的に同じ方法である．

[*1)] 両群の位置が異なるときも分布の形状は等しい場合，つまり対立仮説が「2つの分布の形状は同じで位置だけが違う」という場合は，「分布の違い」=「位置の違い」となるため，Wilcoxon の順位和検定は平均値の差を検出する検定方法になる．

Note **Wilcoxon の順位和検定の一般的手順**（中級）

標本の大きさは m と n で表し，標本値を以下のように表す．

A群：$x_1, x_2, ..., x_m$

B群：$y_1, y_2, ..., y_n$

帰無仮説は「両群の分布は等しい」とする．全体を一緒にして1位から $(n+m)$ 位まで順位をつけ，A群の順位の和を R_1，B群の順位の和を R_2 とする．

有意水準5%の両側検定は，帰無仮説が成立するときの R_1 または R_2 の外側確率を本文と同様に計算し，それが0.025以下なら帰無仮説を棄却することによって実現できる．実際の計算には，統計ソフトまたは有意点の数表を利用するのが便利である．なお，帰無仮説が正しいとき R_1 の分布は左右対称で，平均と分散は以下のようになる．

$$E(R_1) = \frac{m(m+n+1)}{2}, \quad V(R_1) = \frac{mn(m+n+1)}{12}$$

例によって，(12.10)式を使って R_1 の基準化統計量

$$R_* = \frac{R_1 - E(R_1)}{\sqrt{V(R_1)}}$$

を定義すると，n, m が大きいとき R_* は標準正規分布に従うことが証明できる．この性質を使うと，n, m が大きいときの計算が楽に行える．

|Note| **Mann-Whitney の U 検定**（中級）

順位の代わりに，自分の値より小さい別群の測定値の個数，

$P_i = [x_i より小さい y_j の個数]$　　　$(i=1, ..., m)$
$Q_j = [y_j より小さい x_i の個数]$　　　$(j=1, ..., n)$

を計算する．次にそれぞれの総和 U_1, U_2 を計算する（どちらかだけでよい）．

$$U_1 = \sum_{i=1}^{m} P_i, \quad U_2 = \sum_{j=1}^{n} Q_j$$

U_1, U_2 は順位和と同様に左右対称な山型の分布をし，その平均値と分散は

$$E(U_1) = E(U_2) = \frac{mn}{2}, \quad V(U_1) = V(U_2) = \frac{mn(m+n+1)}{12}$$

となるので，外側確率を2倍すればp値を求めることができる（実際の計算には，統計ソフトか有意点の数表を使う）．標本数が大きいときは U_1, U_2 は正規分布に近づくので，近似計算も容易である（基準化統計量は標準正規分布に近づく）．

なお，順位和との間には以下の関係があるので，Wilcoxon の順位和検定と Mann-Whitney の U 検定は等価である．

$$R_1 = U_1 + \frac{m(m+1)}{2}$$

c. Fligner-Policello 検定

Wilcoxon の順位和検定は，2つの分布が同一であるかを検出する手法である．この方法は分布位置差異問題に対しては有用で，対応のない t 検定と比較しても検出力はそれほど劣らない．また，2群の分布の形状が異なるときも，平均が異なれば同時に分散も異なる場合には適用できる．しかし，平均が同じで分散だけ異なるという，やや特殊な場合に適用すると，第1種の過誤の確率が設定した有意水準 α から狂うという問題がある．

c. Fligner-Policello 検定

この問題を解決するために，分散が異なる可能性があるときにも，平均値や中央値に差がないかを検出できる方法がいくつか提案されている．以下では，その中の1つ，Fligner-Policello 検定，別名 robust rank-order test を紹介する．この方法は，分散が異なる場合に適用できるだけでなく，分布が同形の場合は Wilcoxon の順位和検定と性能が一致するという優れた性質をもっている．

両群とも分布は対称とする．これが唯一の制限であり，分布の形状やバラツキは異なっていてもよい．分布が対称でない場合も，何らかの変数変換（例えば変数の対数をとる）により両群の分布が対称になればこの方法を適用できる．分布が対称なため中央値と平均値は一致するので，帰無仮説は「両群の平均値が等しい」と言い換えてもよい．

Fligner と Policello の考えを整理すると以下のようになる．まず，Mann-Whitney の U 統計量の差をとって

$$\Delta = \frac{U_2 - U_1}{2} = \frac{\sum_{j=1}^{n} Q_j - \sum_{i=1}^{m} P_i}{2}$$

という統計量 Δ を考える．このままでは Mann-Whitney の U 検定と等価で，分散が異なる場合には適用できないので，Δ の基準化統計量

$$U = \frac{\Delta}{\Delta \text{の標準偏差}}$$

を使うことを考える．問題は例によって，分母の標準偏差の計算式を工夫することにより，U の分布を求められるかに帰着する．

そこで，P_i の平均を $\overline{P}$，Q_j の平均を $\overline{Q}$，それぞれの偏差の二乗和を S_x, S_y：

$$S_x = \sum_{i=1}^{m}(P_i - \overline{P})^2, \quad S_y = \sum_{j=1}^{n}(Q_j - \overline{Q})^2$$

としたとき，Δ の標準偏差 $\mathrm{SD}(\Delta)$ として以下の計算式を採用する：

$$\mathrm{SD}(\Delta) = \sqrt{S_x + S_y + \overline{P} \cdot \overline{Q}}$$

そして Δ をこの値で割った基準化統計量

$$U = \frac{\Delta}{\mathrm{SD}(\Delta)} = \frac{\sum_{j=1}^{n} Q_j - \sum_{i=1}^{m} P_i}{2\sqrt{S_x + S_y + \overline{P} \cdot \overline{Q}}}$$

を検定に使うのである．U は修正 U 統計量と呼ぶことにする．

巻末の付表3は，n, m が12以下の場合の，U の有意点と p 値の一覧である．また，Fligner と Policello は両群の分散が異なっていても，n, m が大きくなれ

ば U は標準正規分布 $N(0, 1^2)$ に近づくことを示した．したがって，n, m が 12 より大きい場合は U の値を標本から計算し，その絶対値が 1.96 より大きければ，帰無仮説は有意水準 5% で棄却できる．

> [Note] Fligner-Policello 検定の第 1 種の過誤の確率は，分布の形状が同じ場合は有意水準と一致する．中央値は同じでも分散が異なる場合，Wilcoxon の順位和検定は第 1 種の過誤の確率がかなり狂うが，Fligner-Policello 検定は狂いがはるかに小さく，標本サイズが大きくなると無視できるほどになる．

d．手法の選択

有意差検定を行う際は，あらかじめ有意水準（例えば 5%）を設定するが，実際に検定を行ったときの第 1 種の過誤の確率（＝帰無仮説が正しいときに誤って棄却する確率）は当然，設定した有意水準と一致しなくてはいけない．完全に一致しない場合も，第 1 種の過誤の確率が有意水準を超えることは避けたい．

2 群の母平均の差の検定に対しては，いろいろな手法があったが，その中のどれを使うかは，第 1 種の過誤が有意水準を超えないほうがよいという立場から，以下の方法を勧める[*1]．

1. 正規分布で，両群の分散が等しいときは対応のない t 検定[*2]．
2. 正規分布だが，分散が等しいか不明のときは Welch の方法．
3. 分布の種類が不明だが，等分散なら Wilcoxon の順位和検定．
4. 分布の種類も分散も等しいかどうか不明だが，分布が対称なときは Fligner-Policello 検定[*3]．

それ以外の場合は，純粋に平均値の差を検出することは困難なので，分布形の違いの検定法で代用する．Hirotsu の累積 χ^2 検定[*4]や最大 t 法など，いくつか方法がある．

なお，分布に関する事前情報が間違っている場合も皆無ではないということは頭に入れておく必要がある．例えば，本当は分散が異なっているのに等分散という前提で解析をすると，第 1 種の過誤の確率が設定した有意水準と異なってしまう危険がある．事前情報を使って手法を選択する場合は，事前情報が間違っていた場合に，第 1 種の過誤の確率が有意水準と一致しなくなる危険があることを十

d. 手法の選択

分に認識しておきたい.

　検定手法を導く際に設定した仮定（例えば変量は正規分布をしている）が成立しなかった場合，あらかじめ設定した有意水準 α と実際の第1種の過誤の確率が等しくなる保証はないが，両者の違いが現実には問題とならないくらい小さい場合は，理論的にはその手法の適用条件を満たしていなくても，現実にはその手法を適用できる．このように，手法を導いた際の分布の種類などについての仮定が崩れたときでも手法が適用できる性質を**頑健性**，英語で robustness という．

　統計的処理の手法の選択は，理論的前提を満たさない手法が頑健性により適用可能になる場合もあり，慣れないうちは判断がとても難しいが[5]，まずは理論的な前提を満たす手法を使いながら経験を積んでほしい．それまでは，2群の平均値の差については，上記の指針が役立つはずである．

[1] 第1種の過誤の確率が有意水準を超えないことが保証されても，その差が大きいとその分，検出力が劣るという問題が起きる．どちらを重要視するかは現実の問題に即して判断することになるが，初心者のうちは有意水準が保証される方法を使用するほうがよいだろう．

[2] 分布についての事前情報がないときは，標本から正規性の判定をしなくてはいけないが，その目的は変量が正規分布に従うかどうかを調べることではなく，正規分布に基づく方法を適用しても問題ないかを判断することである．したがって，正規確率紙に累積度数をプロットして，目視で直線に見えれば1と2を適用してもよい【⇒第12講a節】．

[3] (中級)　平均値が大きくなると分散も連動して大きくなり，「分布形の違い」=「平均値の違い」となる場合は，Wilcoxon の順位和検定でも問題ない．

[4] (中級)　平均の違いを3，分散の違いを1のウェイトで，分布形の違いをバランスよく検出する．なお，身長の分布から想像できるように，平均が大きくなるとバラツキも大きくなるというのはむしろふつうで，そのような場合に向いている【広津，2004】．

[5] (中級)　例として以下のような場合がある．
・正規分布ではなくても，分布形が等しい場合に対応のない t 検定を適用しても（理論上は適用外だが）第1種の過誤は大きく狂わない
・正規分布ではなくても，分布が対称でバラツキが異なる場合に Welch の方法を適用しても（理論上は適用外だが），第1種の過誤は大きく狂わない

確認問題

分布が不明の場合，［ A ］を前提として導かれた t 検定は使えないので，分布を仮定しない［ B ］な方法が開発されている．その中でもっともシンプルなのは測定値を＋と－の符号に置き換える［ C ］で，介入の前後に変化があるか確かめる場合や中央値の検定に利用できる．

［ B ］な方法の中で代表的なのは，測定値の大小関係を保存するために測定値を［ D ］に置き換える方法で，分布が不明のときに対応のある t 検定の代わりに使うことができるのが［ E ］である．

また，2つの母集団の代表値を比較したいときは，両群の分布の形状が同じ場合（実質的には分散が等しい場合）は正規母集団であれば［ F ］，分布の種類が不明の場合は［ G ］が利用できる．

【答】 A. 正規分布 B. ノンパラメトリック C. 符号検定 D. 順位，ランク E. Wilcoxon の符号付き順位和検定 F. 対応のない t 検定 G. Wilcoxon の順位和検定（Mann-Whitney の U 検定）

参 考 図 書

　この本で学んだことを復習して統計学の基礎を固めたい人と，これから統計学の勉強を進めていきたい人のために参考図書を挙げておく．統計学を勉強していく上で大切なことは，各手法の計算手順を覚えることではなく，統計的方法の背後にある考え方と各手法の原理を理解することである．以下のリストは，そのような立場からお勧めできる本を選んである．

入　門　書

大村　平（2002a）「確率のはなし（改訂版）」日科技連出版社
　同　　（2002b）「統計のはなし（改訂版）」日科技連出版社
　同　　（2006）「統計解析のはなし（改訂版）」日科技連出版社
　統計入門の古典的名著．統計的な考え方や代表的な手法の原理が，面白い例を使ってわかりやすく解説されている．上に挙げた順に読むことをお勧めする．

浅野　晃（2008）「統計学の考え方」プレアデス出版
　確率論から始まって，統計的方法の基本的な考え方が，わかりやすく解説されている良書．本書のよい復習にもなるので，一読をお勧めする．

蓑谷千凰彦（2009）「これからはじめる統計学」東京図書
　同　　　（2004）「統計学入門」東京図書
　「これからはじめる統計学」は統計学の歴史についてのコラムも充実しており，統計学がより身近に感じられるようになる好著．「統計学入門」は，統計学の理論をきちんと勉強したい人向けの入門書．数理統計学の勉強を始める前に通読するとよい．数式の展開をきちんと追いかければ，数理的な基礎が身につくだろう．

浜田知久馬（2012）「学会・論文発表のための統計学（新版）」真興貿易医書出版部
　医学研究で統計学を実際に使う場合に注意すべきことと，医学統計の最新の手法をわかりやすく解説した良書．すでに統計学の入門編を勉強し，これから医学，薬学の研究に統計学を使おうという大学院生や研究者にお勧めする．

永田　靖（1996）「統計的方法の仕組み」日科技連出版社
　入門書では省略されがちな基本事項や，初学者が共通してもつ疑問をとりあげて，わかりやすく解説した好著．初学者から統計学を教える人まで，幅広い層に読んでほしい本．

中級以上と洋書

竹内　啓（1963）「数理統計学」東洋経済新報社
　数理統計学の名著．読みこなすには理系の大学2年生以上の数学力が必要だが（逆に言うと，大学1年で学ぶ解析学と線形代数の知識があれば読める），論理は整理されており読みやすい．この本を読み通せば，統計学の理論的な基礎がしっかりと身につき，一生の宝になるだろう．書店で手に入らないときは，図書館で探してでも読む価値がある．

広津千尋（2004）「医学・薬学データの統計解析」東京大学出版会
　前半では，仮説検定と区間推定の基本的な考え方と，代表的な手法の相互の関係が斬新な視点で解き明かされており，基本的な解析手法の原理や適用条件を自分の頭の中で再整理するのに有益．後半は，臨床試験の解析に使われるさまざまな手法の解説．臨床試験を行う研究者は目を通してほしい．

Altman DG（1991）Practical Statistics for Medical Research. Chapman and Hall
　医学研究をする人向けの入門書．筆者の豊富な経験をもとに，研究のデザインから最後の統計解析まで，医学研究を実際に行う場合に気をつけるべきことが，詳細に解説されている．英語だが，大学院生や研究者には必ず読んでほしい良書中の良書．

Zar JH（2009）Biostatistical Analysis, 5th edition. Prentice Hall
　必読ではなく必携の書．基本的な手法が徹底的に網羅してある上，文献もしっかりしている．第4版でいくつかあった間違いも，最新の考え方をもとに修正されている．各手法を適用する場合の注意点や論争中の問題についても詳しい解説があるので，自分で使いたい手法があるときは，事前にこの本で注意点を再確認するとよいだろう．

Gibbons JD and Chakraborti S（2010）Nonparametric Statistical Inference, 5th edition. Chapman and Hall
Hollander M and Wolfe DA（1999）Nonparametric Statistical Methods, 2nd edition. Wiley-Interscience
Sprent P and Smeeton NC（2007）Applied Nonparametric Statistical Methods, 4th

edition. Chapman and Hall
いずれもノンパラメトリックな手法を網羅した解説書. どれか1冊は手元に置いておきたい.

文　献

Student (1908) The Probable Error of a Mean, *Biometrika*, **6**(1): 1-25
　統計量 t の分布【⇒第13講】を示した William Gosset（通称 Student）の歴史的な論文.

Clopper C and Pearson S (1934) The Use of Confidence or Fiducial Limits Illustrated in the Case of the Binomial. *Biometrika*, **26**(4): 404-413
　2項割合の推定方法【⇒第16講】を提案した古典的な学術論文. 高校生の数学力で十分に読める上, 論理もわかりやすいので学術論文を読むよい練習になる. また, 統計学黎明期の雰囲気に直に触れることができる.

Satterthwaite FE (1946) An Approximate Distribution of Estimates of Variance Components, *Biometrics Bulletin*, **2**(6): 110-114
　Welch の方法の自由度の計算式【⇒第23講】を概説した論文（もととなるのは同著者による1941年の論文だが, 1946年のこの論文はインターネットで読むことができる）.

Fligner MA and Policello GE (1981) Robust Rank Procedures for the Behrens-Fisher Problem. *Journal of the American Statistical Association*, **76**: 162-168
　Fligner-Policello 検定【⇒第24講】を提案した学術論文. 読みこなすには数理統計学の素養が必要なので, 理論に興味ある人向き.

付　　　　　録

a．変数名一覧

変数にどのような文字を使うかは，習慣が大体決まっている．以下に代表的なものを挙げておく．

μ	母平均（母数）	a, b	定数や係数
σ	母標準偏差（母数）	$f()$	確率密度関数
σ^2	母分散（母数）	$P()$	確率
p	2項割合（母数）	$E()$	期待値
x	変量	$V()$	分散
y	変量，従属変量	S	偏差の平方和
t	時間，またはt分布の値	s^2	標本分散
n, m	標本の個数	$\hat{\sigma}^2, u^2$	不偏分散
$m, \bar{x}$	標本平均		

b．分散の和の期待値

変量x, yが独立のとき，$x+y$の分散はそれぞれの分散の和になる．
$$V(x+y) = V(x) + V(y) \qquad (A.1)$$
(6.3), (6.4)式を使うと証明ができるので，以下を見る前に自分でも考えてみよう．なお，μ_x, μ_yは変量x, yの期待値とする．

$$\begin{aligned}
V(x+y) &= E\left(((x+y)-(\mu_x+\mu_y))^2\right) \\
&= E\left(((x-\mu_x)+(y-\mu_y))^2\right) \\
&= E\left((x-\mu_x)^2 + 2(x-\mu_x)(y-\mu_y) + (y-\mu_y)^2\right) \\
&= E\left((x-\mu_x)^2\right) + 2E\left((x-\mu_x)(y-\mu_y)\right) + E\left((y-\mu_y)^2\right) \\
&= V(x) + 2E\left((x-\mu_x)(y-\mu_y)\right) + V(y)
\end{aligned}$$

ところで x, y は独立なので
$$E((x-\mu_x)(y-\mu_y))=E(x-\mu_x)\times E(y-\mu_y)=0\times 0=0$$
よって
$$V(x+y)=V(x)+V(y)$$

c. 不偏分散の期待値（中級）

なぜ標本分散 s^2 の期待値が母分散 σ^2 にならないのか，不思議に思う人も多いので，偏差の平方和，
$$S=\sum_{k=1}^{n}(x_k-\bar{x})^2$$
の期待値を計算しておく．まず，標本平均 $\bar{x}$ の期待値と分散は以下のようになったことを思いだそう【⇒第12講】．
$$E(\bar{x})=\mu, \quad V(\bar{x})=\frac{\sigma^2}{n} \tag{A.2}$$
次に，期待値の計算ができるよう偏差の平方和 S の式を変形する．

$$\begin{aligned}S&=\sum_{k=1}^{n}(x_k-\bar{x})^2 = \sum_{k=1}^{n}\{(x_k-\mu)-(\bar{x}-\mu)\}^2\\&=\sum_{k=1}^{n}\{(x_k-\mu)^2-2(x_k-\mu)(\bar{x}-\mu)+(\bar{x}-\mu)^2\}\\&=\sum_{k=1}^{n}(x_k-\mu)^2-2(\bar{x}-\mu)\sum_{k=1}^{n}(x_k-\mu)+n(\bar{x}-\mu)^2 \quad \because (\bar{x}-\mu)\text{ は }k\text{ によらない}\end{aligned}$$

ここで，2番目の項の Σ の部分を計算すると
$$\sum_{k=1}^{n}(x_k-\mu)=\sum_{k=1}^{n}x_k-\sum_{k=1}^{n}\mu=n\bar{x}-n\mu=n(\bar{x}-\mu)$$
となるので，2番目の項と3番目の項をまとめると S は以下のようになる：
$$S=\sum_{k=1}^{n}(x_k-\mu)^2-n(\bar{x}-\mu)^2$$
$(x_k-\mu)^2$ の期待値は σ^2 であり，$(\bar{x}-\mu)^2$ の期待値は標本平均 $\bar{x}$ の分散なので(A.2)式から σ^2/n になることを使うと，いよいよ S の期待値が計算できる：
$$E(S)=E\left(\sum_{k=1}^{n}(x_k-\mu)^2\right)-E\left(n(\bar{x}-\mu)^2\right)=n\sigma^2-n\frac{\sigma^2}{n}=(n-1)\sigma^2 \tag{A.3}$$
つまり，S の期待値は $n\sigma^2$ でなく $(n-1)\sigma^2$ になる．したがって，偏差の平方和 S を n でなく $(n-1)$ で割れば，その期待値は母分散 σ^2 と一致することになる．

d. 変量の期待値（中級）

連続変量の期待値の定義は高校で習った数学では導けないので，参考までに直感的な説明を与えておく．連続変量がとる値 x を幅が Δx の区間に分割する．x_1 と x_n をそれぞれ x の最小値と最大値，各区間の境界の値を

$$x_1, \ x_2, \ ..., \ x_n$$

とする．確率密度関数の性質から，ある区間の値をとる確率は x の確率密度関数 $f(x)$ のグラフの下の面積に等しい．そこで，曲線下の面積を幅が Δx，高さが $f(x_k)$ の長方形で近似すると

$$P(x_k \leq x \leq x_{k+1}) \fallingdotseq f(x_k) \times \Delta x$$

となる．また，Δx が小さければ $x_k \leq x \leq x_{k+1}$ のとき $x \fallingdotseq x_k$ なので（離散変量の期待値は $\Sigma x_k \times p_k$ で計算できたことを思い出そう），

$$E(x) \fallingdotseq \Sigma x_k \times P(x_k \leq x \leq x_{k+1}) \fallingdotseq \Sigma x_k \times f(x_k) \times \Delta x$$

と近似できる．ここで，高校で習った定積分の定義：

$$\lim_{\Delta x \to 0} \Sigma g(x_k) \times \Delta x = \int_{-\infty}^{\infty} g(x) dx$$

を思い出そう．この式の $g(x)$ を $x \times f(x)$ に置き換えると，期待値の定義

$$E(x) = \int_{-\infty}^{\infty} x f(x) dx \tag{A.4}$$

が導ける（下図）．

和の極限が定積分になるところが直感で理解できない人は，定積分の定義を復習してほしい．なお，高校で習った積分をリーマン積分というが，これを拡張したルベーグ積分を使うと離散変量の場合と連続変量の場合を統一的に扱うことができる．

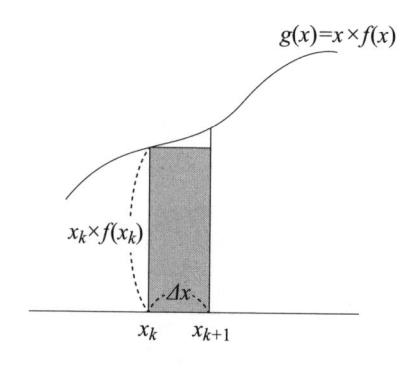

e. 異なる n 個から r 個を選ぶ組み合わせの数

高校で習った順列と組み合わせを復習しておこう．はじめに $n=5$, $r=3$ の場合を考える．異なる 5 個のものから 3 個を選んで順に並べる場合の数は，最初の 1 個は 5 通り，次の 1 個は 4 通りと順に場合の数が 1 ずつ減っていくので

$$5 \times 4 \times 3$$

と 3 個の数の積になる．これを $_5P_3$ と表して順列と呼ぶ．$_5P_3$ は $5!$ の最初の 3 個を並べたもの，つまり $5!$ の後半の 2 個が欠けたものなので，

$$_5P_3 = \frac{5!}{2!}$$

という関係が成り立つ．

それに対して，組み合わせの場合は，順番の違いは問題にしない．例えば，1 番目，2 番目，3 番目の 3 個が選ばれる場合は，順列では

①②③　　①③②　　②①③　　②③①　　③①②　　③②①

の 6 通り ($3!=3\times2\times1$) だが，組み合わせという観点からは①②③という 1 つの場合（組み合わせ）に対応する．したがって，

$$_5C_3 = \frac{_5P_3}{3!} = \frac{5\times4\times3}{3\times2\times1} = \frac{5!}{3!\times2!}$$

という関係が成り立つ．

以上を一般的な場合についてまとめておく．異なる n 個のものから r 個を選んで順に並べる場合の数は，

$$n\times(n-1)\times(n-2)\times\cdots\times(n-r+1)$$

と r 個の数の積になる．これを $_nP_r$ と表して，順列と呼ぶ．$_nP_r$ は $n!$ の最初の r 個を並べたもの，つまり $n!$ の後半の $(n-r)$ 個が欠けたものなので，

$$_nP_r = \frac{n!}{(n-r)!}$$

という関係が成り立つ．

それに対して，組み合わせは以下の式で計算できる．

$$_nC_r = \frac{_nP_r}{r!} = \frac{n!}{r!\times(n-r)!} \tag{A.5}$$

用語▶▶ P は permutation（順列），C は combination（組み合わせ）の頭文字に由来する．

f. Clopper-Pearson の信頼区間の計算式

まず，以下のように変数を定義する：

n：試行の回数

x：事象が起きた回数

$F_{0.975, \nu_1, \nu_2}$：自由度 ν_1, ν_2 の F 分布の 97.5% 点

$\nu_1 = 2(n-x+1)$, $\nu_2 = 2x$

$\nu'_1 = 2(x+1) = \nu_2 + 2$, $\nu'_2 = 2(n-x) = \nu_1 - 2$

このとき，割合 p の 95% 信頼区間は，F 分布の差分が 2 項係数になるという性質を使って，以下の不等式で正確に表すことができる．

$$\frac{\nu_2}{\nu_2 + \nu_1 F_{0.975, \nu_1, \nu_2}} \leq p \leq \frac{\nu'_1 F_{0.975, \nu'_1, \nu'_2}}{\nu'_2 + \nu'_1 F_{0.975, \nu'_1, \nu'_2}}$$

つまり，

$$\frac{x}{x + (n-x+1) F_{0.975, \nu_1, \nu_2}} \leq p \leq \frac{(x+1) F_{0.975, \nu'_1, \nu'_2}}{n - x + (x+1) F_{0.975, \nu'_1, \nu'_2}} \quad (A.6)$$

第 16 講の視聴率の例にあてはめると，$n=100$, $x=20$ なので

$$\nu_1 = 162, \quad \nu_2 = 40, \quad \nu'_1 = 42, \quad \nu'_2 = 160$$

これを (A.6) 式に代入して

$$\frac{20}{20 + (100-20+1) F_{0.975, 162, 40}} \leq p \leq \frac{(20+1) F_{0.975, 42, 160}}{100 - 20 + (20+1) F_{0.975, 42, 160}}$$

また，$F_{0.975, 162, 40} = 1.703$, $F_{0.975, 42, 160} = 1.570$ なので

$$0.127 \leq p \leq 0.292$$

となる．

表計算ソフトの F.INV 関数を使うと F 分布の分位点を計算できるので[*1]，練習を兼ねて計算してみるとよい．参考までに実際の計算例を以下に記しておく．

=20/(20+81*F.INV(0.975, 162, 40))	0.1267
=21*F.INV(0.975, 42, 160)/(80+21*F.INV(0.975, 42, 160))	0.2918

[*1] 表計算ソフトによっては，上位確率から上位点を計算する FINV() 関数しかない場合がある．そのときは，FINV(0.025, 162, 40) のように書き直すと同じ結果が得られる．

定期試験頻出計算問題

統計学の定期試験対策に頻出計算問題を7題とりあげる．このうち問1，2，7は手計算で，残りは電卓があれば解ける（統計学の試験は電卓持ち込み可のことが多い）．この本で学んだことの復習にもなるので，時間のあるときにぜひ取り組んでほしい．

問1：確率，2項分布，事象の確率
問2：確率，正規分布，順位の計算
問3：推定，正規分布，母平均の信頼区間（σ既知）
問4：推定，正規分布，母平均の信頼区間（σ未知）
問5：検定，正規分布，母平均と基準値との比較（σ未知）
問6：推定，2項分布，2項割合pの区間推定
問7：検定，ノンパラメトリック，Wilcoxonの符号付き順位和検定

【問1】 硬貨を8回投げて表が出る回数を数える．表と裏が出る確率が等しい場合，7回以上表が出る確率を求めよ．

【解説】2項分布の確率を計算する問題である．表の出た回数をx回とすると，第15講で学んだようにxは2項分布
$$B(8, 0.5)$$
に従い，8回中x回表が出る確率は
$$P(x\text{回表が出る}) = {}_8C_x \times (0.5)^x \times (1-0.5)^{8-x} = {}_8C_x \times (0.5)^8$$
となる．7回以上表が出る確率は
$$P(x \geq 7) = P(x=7) + P(x=8)$$
なので，答は以下のように計算できる：
$$P(x \geq 7) = {}_8C_7 \times (0.5)^8 + {}_8C_8 \times (0.5)^8$$
$$= 8 \times (0.5)^8 + 1 \times (0.5)^8$$
$$= 9 \times (0.5)^8 \fallingdotseq 0.035$$

なお，2項分布の性質を使った検定の問題を問7に挙げてある．そちらも参照してほしい．

【問2】 数学の校内試験でA君の得点は65点だった．受験者数は500人，点数は正規分布をし，平均は50点，標準偏差は10点だった．A君の校内順位を求めよ．

【解説】正規分布の性質を使って順位を計算する問題である．点数の分布とA君の得点を描くと以下のようになる．

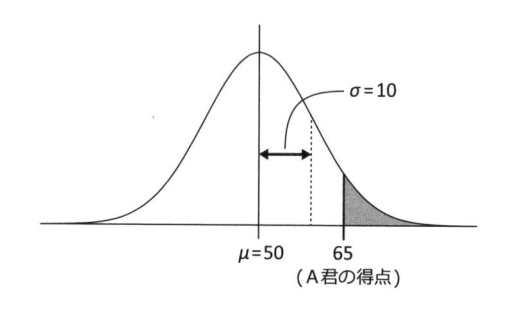

A君の得点が平均（$\mu=50$）から標準偏差（$\sigma=10$）の何倍離れているかを計算すると

$$z = \frac{x-\mu}{\sigma} = \frac{65-50}{10} = 1.5$$

そこで正規分布表で$z=1.5$に対応する値を求めると，付表1より0.4332であることがわかる．この値は，試験の点数の分布$N(50, 10^2)$の区間$[50, 65]$の確率（＝この区間の曲線下面積）と等しい（表11.1参照）．

A君より得点が高い人の割合$P(x>65)$は，区間$(65, \infty)$の曲線下面積で計算できるので，

$$P(x>65) = 0.5 - P(50 \leq x \leq 65)$$
$$= 0.5 - 0.4332 = 0.0668$$

その値に500（人）をかけるとA君が全体で何番目かが計算でき，

$$0.0668 \times 500 = 33.4$$

となる．A君より上位が33人いるので，A君は上から34位ということがわかる．

【問3】 横紋筋融解症の患者9人を無作為に選んで，心電図のQTC（QT時間の1拍の時間に対する比）を計測したところ，以下のようだった：

0.45, 0.42, 0.55, 0.46, 0.45, 0.47, 0.53, 0.42, 0.48

これまでの研究で，QTCは正規分布をすることと，標準偏差σは0.05であることがわかっているとする．QTCの母平均μの95%信頼区間を求めよ．

【解説】 正規母集団から得られたn個の標本の平均$\bar{X}$が，平均μ，標準偏差$\sigma/\sqrt{n}$の正規分布をする性質を使って，母平均の信頼区間を計算する問題である．第12講で学んだ，母平均の信頼区間の計算法を使って解くことができる．

標本平均$\bar{X}$を計算すると$\bar{X}=4.23/9=0.47$となる．また，$\bar{X}$の分散はXの分散のn分の1なので，「$\bar{X}$の標準偏差はXの標準偏差の$\sqrt{n}$分の1」になる．したがって，正規分布の性質から母平均μの95%の信頼区間は

$$\bar{X}-1.96\frac{\sigma}{\sqrt{n}} \leq \mu \leq \bar{X}+1.96\frac{\sigma}{\sqrt{n}}$$

となるのだった．この式に$\bar{X}=0.47$, $\sigma=0.05$, $n=9$を代入すると，

$$0.47-1.96\times\frac{0.05}{3} \leq \mu \leq 0.47+1.96\times\frac{0.05}{3}$$

よって，

$$0.437 \leq \mu \leq 0.503$$

と母平均μの信頼区間を計算できる．

> [Note] 現実には母分散だけが既知という状況は考えにくく，通常は母分散も未知のことがほとんどである．しかし，母分散が既知の場合の信頼区間計算法が役立つのは定期試験のときだけ，というわけでもない．統計ソフトが手元にないときでも電卓さえあれば信頼区間が手軽に計算できるので，概算をする場合に有用である．また，「平均±2×SE」の範囲に母平均が大体あるという直観は，母平均の値を評価する際にとても役に立つ（標準誤差SEは母平均の標準偏差で，大きさは$\sigma/\sqrt{n}$である）．

【問4】 横紋筋融解症の患者9人を無作為に選んで，心電図のQTC（QT時間の1拍の時間に対する比）を計測したところ，以下のようだった：
　　0.45, 0.42, 0.55, 0.46, 0.45, 0.47, 0.53, 0.42, 0.48
これまでの研究でQTCは正規分布をすることがわかっているとする．QTCの母平均の95%信頼区間を求めよ．

【解説】正規分布で母分散が未知の場合に，母平均の信頼区間を求める問題である．第13講で学んだように t 分布の性質を使って解くことができる．

まず標本平均 $\bar{X}$ と不偏分散 $\hat{\sigma}^2$ を計算しよう．統計学の講義では関数電卓の使用が前提で，試験の際も関数電卓持ち込み可のことが多い．たいていの関数電卓は，データの値を入力すれば標本平均と不偏分散をボタン1つで計算してくれるが，素朴な電卓でも計算できるようになっておこう．

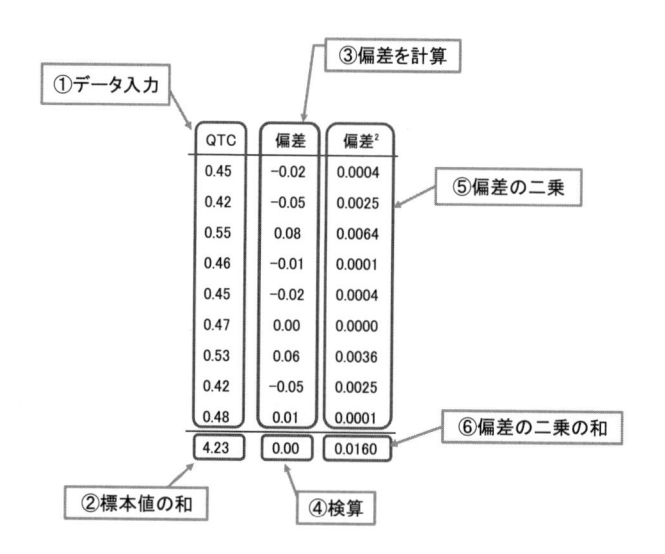

QTC	偏差	偏差^2
0.45	−0.02	0.0004
0.42	−0.05	0.0025
0.55	0.08	0.0064
0.46	−0.01	0.0001
0.45	−0.02	0.0004
0.47	0.00	0.0000
0.53	0.06	0.0036
0.42	−0.05	0.0025
0.48	0.01	0.0001
4.23	0.00	0.0160

①データ入力　②標本値の和　③偏差を計算　④検算　⑤偏差の二乗　⑥偏差の二乗の和

表計算ソフトを使うつもりで，以下のような手順で計算すると効率がよい：
①データを第1列に入力する
②データ値の和を計算して標本平均 $\bar{X}$ を求める
　（この場合は $\bar{X}=4.23/9=0.47$ になる）
③偏差を計算する（第2列）
④偏差の和を計算してゼロになっていることを確認する
⑤偏差の二乗を計算する（第3列）
⑥偏差の二乗の和（S）を計算する（この場合は $S=0.0160$ になる）

⑦ S を $(n-1)$ で割って不偏分散 $\hat{\sigma}^2$ を求める

(この場合は $\hat{\sigma}^2=0.0160/(9-1)=0.002$, $\hat{\sigma}\fallingdotseq 0.04472$ となる)

母平均の信頼区間は,第13講で説明した t 分布を使った方法で計算できる.母分散が既知の場合の母平均 μ の95%信頼区間は,第12講で導いたように,

$$\bar{X}-1.96\frac{\sigma}{\sqrt{n}}\leq\mu\leq\bar{X}+1.96\frac{\sigma}{\sqrt{n}}$$

であったが,母分散が未知の場合は,母標準偏差 σ を標本標準偏差 $\hat{\sigma}$ で置き換えた上,正規分布の上位2.5%点の値1.96を

自由度 $\phi=(n-1)$ の t 分布の上位2.5%点 $t_\phi(0.025)$

で置き換えて,

$$\bar{X}-t_\phi(0.025)\times\frac{\hat{\sigma}}{\sqrt{n}}\leq\mu\leq\bar{X}+t_\phi(0.025)\times\frac{\hat{\sigma}}{\sqrt{n}}$$

となる.この場合,自由度は $9-1=8$,上位0.025%点は付表2から

$$t_8(0.025)=2.306$$

なので,信頼区間の式に具体的な数値を入れて

$$0.47-2.306\frac{0.04472}{\sqrt{9}}\leq\mu\leq 0.47+2.306\frac{0.04472}{\sqrt{9}}$$

より

$$0.47-0.034\leq\mu\leq 0.47+0.034$$

となる.したがって,母平均 μ の95%信頼区間は

$$0.436\leq\mu\leq 0.504$$

となる.

【問5】 50歳の日本人男性の最高血圧の平均値は 130 mmHg だという．ある会社で健康診断の結果，肥満と判定された男性のうち，年齢が50歳だった8人の最高血圧は，

144, 142, 136, 140, 137, 126, 152, 143 （単位 mmHg）

だった．このグループの最高血圧の平均値は，日本人の同年齢の平均値と異なると言えるか？ なお，最高血圧は正規分布をすることがわかっており，また標本はランダムに選ばれているとする．

【解説】この問題は第13講で学んだ t 分布を使った検定の問題そのものである．考える統計量 t は，標本平均 $\bar{x}$ と同年齢の日本人男性の平均 μ の差が，標準誤差の推定値 $\hat{\sigma}/\sqrt{n}$ の何倍か，つまり

$$t = \frac{\bar{x} - \mu}{\frac{\hat{\sigma}}{\sqrt{n}}}$$

であった（$\hat{\sigma}$ は不偏分散の平方根）．

最高血圧は正規分布をすることが事前にわかっているとしたので，このグループの母平均が 130 mmHg であるかどうかの検定は，

帰無仮説 $H_0 : \mu = 130$

が成立するとき，統計量 t が自由度 $\phi = 8 - 1 = 7$ の t 分布に従うことを利用する．この問題では，血圧が上がるか下がるかは不明なので，対立仮説は「$H_1 : \mu \neq 130$」として両側検定を行えばよい．与えられたデータから

$$n = 8, \quad \bar{x} = 140, \quad \hat{\sigma} \fallingdotseq 7.5024, \quad \frac{\hat{\sigma}}{\sqrt{n}} \fallingdotseq 2.6525$$

したがって，

$$t \fallingdotseq \frac{140 - 130}{2.6525} = 3.770$$

t 分布の上位確率表で見ると，自由度 $= 7$ のとき

$$P(t > 3.499) = 0.005$$

なので，$|t| > 3.770$ になることは確率1％以下でしか起こらない．したがって，帰無仮説は有意水準1％で棄却でき，統計的検定の論理ではこのグループは平均的な日本人男性とは血圧が異なると考えられることになる．

【問6】 ある番組の視聴率を調べるために，500世帯を選んで無作為に調査したところ，100世帯がその番組を見ていた．この番組の視聴率の95%信頼区間を求めよ．

【解説】 母集団の成員のうち，ある性質をもっている成員の割合 p を区間推定する問題である．定期試験の場合は，Wald の信頼区間を使って計算するよう，暗黙のうちに要求されていることが多い．

独立試行の回数を n，そのうち事象が起きた回数を x とする．

$$x \sim B(n, p) \fallingdotseq N(np, np(1-p))$$

つまり x は2項分布 $B(n, p)$ に従い，2項分布 $B(n, p)$ は

平均が np，分散が $np(1-p)$，標準偏差が $\sqrt{np(1-p)}$ の正規分布

で近似できることを利用する．

p の点推定値 $\hat{p} = x/n$ は x を n で割った値なので，x の平均と標準偏差をそれぞれ n で割ると，$\hat{p}$ は

平均が p，標準偏差が $\dfrac{\sqrt{np(1-p)}}{n} = \sqrt{\dfrac{p(1-p)}{n}}$ の正規分布

で近似できる．したがって，正規分布の場合の母平均の95%の信頼区間から

$$\hat{p} - 1.96\sqrt{\dfrac{p(1-p)}{n}} \leq p \leq \hat{p} + 1.96\sqrt{\dfrac{p(1-p)}{n}}$$

を満たす確率は 0.95 であることがわかる．少々乱暴だが，ここで左右両辺の p を $\hat{p}$ で置き換えると，

$$\hat{p} - 1.96\sqrt{\dfrac{\hat{p}(1-\hat{p})}{n}} \leq p \leq \hat{p} + 1.96\sqrt{\dfrac{\hat{p}(1-\hat{p})}{n}}$$

という近似式が得られる[*1]．具体的な数値を入れると，$n = 500$，$x = 100$ なので

$$\hat{p} = \dfrac{100}{500} = 0.2, \quad \sqrt{\dfrac{\hat{p}(1-\hat{p})}{n}} = \sqrt{\dfrac{0.2 \times 0.8}{500}} = \sqrt{0.00032} \fallingdotseq 0.0179$$

よって

$$0.165 \leq p \leq 0.235$$

となる．信頼区間の幅は，$n = 500$ の場合でもパーセントで表すと約7%とかなり広いことがわかる[*2]．

[*1] 標準偏差を計算する際，n でなく $(n-1)$ で割るよう要求されることもある．
[*2] 2項割合の推定法の選択については，第16講の Note を参照．

【問7】高血圧患者8人に対して,治療前と降圧剤投与3ヶ月後の最高血圧を比較したところ以下のようだったという(データは第22講の問1と同じ).

被験者	A	B	C	D	E	F	G	H
投与前	148	130	134	130	144	138	152	147
投与後	134	118	128	120	137	142	130	134

この血圧降下剤は効果があると言えるか調べたい.①符号検定と② Wilcoxon の符号付き順位和検定を行って,それぞれ p 値を計算せよ.帰無仮説は「治療前後で最高血圧の変化はない」とする.

①最高血圧の差を計算してみると以下のようになる.
 $-14, -12, -6, -10, -7, 4, -22, -13$
変化が正か負かで符号をつけると以下のようになる.
 $-, -, -, -, -, +, -, -$
プラスの個数を x とすると,帰無仮説が成立するとき x は $B(8, 0.5)$ に従うことを利用できるが,素朴に解いてみる.全体の場合の数は $2^8=256$ 通り,そのうち $x=0$ となる場合の数は 1, $x=1$ となる場合の数は 8 なので,$x=1$ の外側確率は 9/256,両側検定を行わなくてはならないので $x=7$ の外側確率も足して
 p 値 $=\mathrm{P}(x\leq 1)+\mathrm{P}(x\geq 7)=18/256\fallingdotseq 0.0703$

②符号付きの順位を付けると
 $-7, -5, -2, -4, -3, 1, -8, -6$
となるので,符号が正だったものの順位の和 R_+ は 1 になる.順位の和は下図のような左右対称の分布になり,最小値は 0, 最大値は 36, 平均値は 18 になる.このとき,$R_+=1$ の外側確率は 2/256, 両側検定なので $R_+=35$ の場合の外側確率も足すと(図のアミかけ部分),p 値は以下のように計算できる.
 p 値 $=\mathrm{P}(R_+\leq 1)+\mathrm{P}(R_+\geq 35)=4/256\fallingdotseq 0.0156$

p 値を比較すると,符号検定より値が小さく検出力がよいことがわかる.

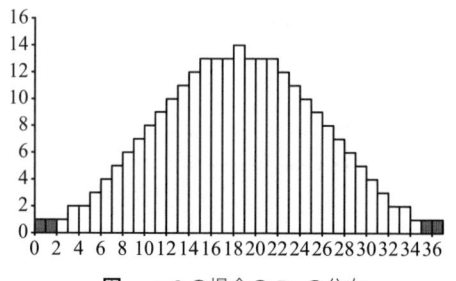

図 $n=8$ の場合の R_+ の分布

付表1 標準正規分布表

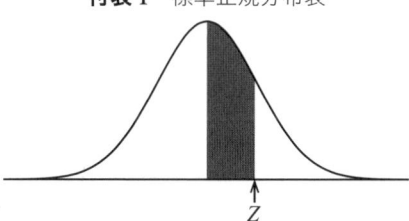

Z	0	0.01	0.02	0.03	0.04	0.05	0.06	0.07	0.08	0.09
0.0	0.0000	0.0040	0.0080	0.0120	0.0160	0.0199	0.0239	0.0279	0.0319	0.0359
0.1	0.0398	0.0438	0.0478	0.0517	0.0557	0.0596	0.0636	0.0675	0.0714	0.0753
0.2	0.0793	0.0832	0.0871	0.0910	0.0948	0.0987	0.1026	0.1064	0.1103	0.1141
0.3	0.1179	0.1217	0.1255	0.1293	0.1331	0.1368	0.1406	0.1443	0.1480	0.1517
0.4	0.1554	0.1591	0.1628	0.1664	0.1700	0.1736	0.1772	0.1808	0.1844	0.1879
0.5	0.1915	0.1950	0.1985	0.2019	0.2054	0.2088	0.2123	0.2157	0.2190	0.2224
0.6	0.2257	0.2291	0.2324	0.2357	0.2389	0.2422	0.2454	0.2486	0.2517	0.2549
0.7	0.2580	0.2611	0.2642	0.2673	0.2704	0.2734	0.2764	0.2794	0.2823	0.2852
0.8	0.2881	0.2910	0.2939	0.2967	0.2995	0.3023	0.3051	0.3078	0.3106	0.3133
0.9	0.3159	0.3186	0.3212	0.3238	0.3264	0.3289	0.3315	0.3340	0.3365	0.3389
1.0	0.3413	0.3438	0.3461	0.3485	0.3508	0.3531	0.3554	0.3577	0.3599	0.3621
1.1	0.3643	0.3665	0.3686	0.3708	0.3729	0.3749	0.3770	0.3790	0.3810	0.3830
1.2	0.3849	0.3869	0.3888	0.3907	0.3925	0.3944	0.3962	0.3980	0.3997	0.4015
1.3	0.4032	0.4049	0.4066	0.4082	0.4099	0.4115	0.4131	0.4147	0.4162	0.4177
1.4	0.4192	0.4207	0.4222	0.4236	0.4251	0.4265	0.4279	0.4292	0.4306	0.4319
1.5	0.4332	0.4345	0.4357	0.4370	0.4382	0.4394	0.4406	0.4418	0.4429	0.4441
1.6	0.4452	0.4463	0.4474	0.4484	0.4495	0.4505	0.4515	0.4525	0.4535	0.4545
1.7	0.4554	0.4564	0.4573	0.4582	0.4591	0.4599	0.4608	0.4616	0.4625	0.4633
1.8	0.4641	0.4649	0.4656	0.4664	0.4671	0.4678	0.4686	0.4693	0.4699	0.4706
1.9	0.4713	0.4719	0.4726	0.4732	0.4738	0.4744	0.4750	0.4756	0.4761	0.4767
2.0	0.4772	0.4778	0.4783	0.4788	0.4793	0.4798	0.4803	0.4808	0.4812	0.4817
2.1	0.4821	0.4826	0.4830	0.4834	0.4838	0.4842	0.4846	0.4850	0.4854	0.4857
2.2	0.4861	0.4864	0.4868	0.4871	0.4875	0.4878	0.4881	0.4884	0.4887	0.4890
2.3	0.4893	0.4896	0.4898	0.4901	0.4904	0.4906	0.4909	0.4911	0.4913	0.4916
2.4	0.4918	0.4920	0.4922	0.4925	0.4927	0.4929	0.4931	0.4932	0.4934	0.4936
2.5	0.4938	0.4940	0.4941	0.4943	0.4945	0.4946	0.4948	0.4949	0.4951	0.4952
2.6	0.4953	0.4955	0.4956	0.4957	0.4959	0.4960	0.4961	0.4962	0.4963	0.4964
2.7	0.4965	0.4966	0.4967	0.4968	0.4969	0.4970	0.4971	0.4972	0.4973	0.4974
2.8	0.4974	0.4975	0.4976	0.4977	0.4977	0.4978	0.4979	0.4979	0.4980	0.4981
2.9	0.4981	0.4982	0.4982	0.4983	0.4984	0.4984	0.4985	0.4985	0.4986	0.4986
3.0	0.4987	0.4987	0.4987	0.4988	0.4988	0.4989	0.4989	0.4989	0.4990	0.4990
3.1	0.4990	0.4991	0.4991	0.4991	0.4992	0.4992	0.4992	0.4992	0.4993	0.4993
3.2	0.4993	0.4993	0.4994	0.4994	0.4994	0.4994	0.4994	0.4995	0.4995	0.4995
3.3	0.4995	0.4995	0.4995	0.4996	0.4996	0.4996	0.4996	0.4996	0.4996	0.4997
3.4	0.4997	0.4997	0.4997	0.4997	0.4997	0.4997	0.4997	0.4997	0.4997	0.4998
3.5	0.4998	0.4998	0.4998	0.4998	0.4998	0.4998	0.4998	0.4998	0.4998	0.4998

付表2 t 分布の上位点

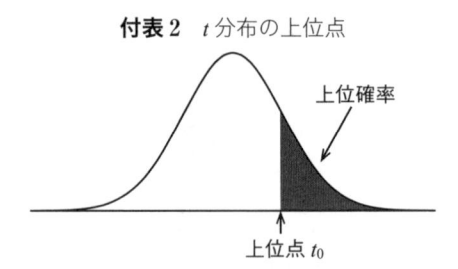

自由度 ϕ	上位確率 $P(t > t_0)$						
	0.1	0.05	0.025	0.01	0.005	0.001	0.0005
1	3.078	6.314	12.706	31.821	63.657	318.31	636.62
2	1.886	2.920	4.303	6.965	9.925	22.327	31.599
3	1.638	2.353	3.182	4.541	5.841	10.215	12.924
4	1.533	2.132	2.776	3.747	4.604	7.173	8.610
5	1.476	2.015	2.571	3.365	4.032	5.893	6.869
6	1.440	1.943	2.447	3.143	3.707	5.208	5.959
7	1.415	1.895	2.365	2.998	3.499	4.785	5.408
8	1.397	1.860	2.306	2.896	3.355	4.501	5.041
9	1.383	1.833	2.262	2.821	3.250	4.297	4.781
10	1.372	1.812	2.228	2.764	3.169	4.144	4.587
11	1.363	1.796	2.201	2.718	3.106	4.025	4.437
12	1.356	1.782	2.179	2.681	3.055	3.930	4.318
13	1.350	1.771	2.160	2.650	3.012	3.852	4.221
14	1.345	1.761	2.145	2.624	2.977	3.787	4.140
15	1.341	1.753	2.131	2.602	2.947	3.733	4.073
16	1.337	1.746	2.120	2.583	2.921	3.686	4.015
17	1.333	1.740	2.110	2.567	2.898	3.646	3.965
18	1.330	1.734	2.101	2.552	2.878	3.610	3.922
19	1.328	1.729	2.093	2.539	2.861	3.579	3.883
20	1.325	1.725	2.086	2.528	2.845	3.552	3.850
21	1.323	1.721	2.080	2.518	2.831	3.527	3.819
22	1.321	1.717	2.074	2.508	2.819	3.505	3.792
23	1.319	1.714	2.069	2.500	2.807	3.485	3.768
24	1.318	1.711	2.064	2.492	2.797	3.467	3.745
25	1.316	1.708	2.060	2.485	2.787	3.450	3.725
26	1.315	1.706	2.056	2.479	2.779	3.435	3.707
27	1.314	1.703	2.052	2.473	2.771	3.421	3.690
28	1.313	1.701	2.048	2.467	2.763	3.408	3.674
29	1.311	1.699	2.045	2.462	2.756	3.396	3.659
30	1.310	1.697	2.042	2.457	2.750	3.385	3.646
40	1.303	1.684	2.021	2.423	2.704	3.307	3.551
50	1.299	1.676	2.009	2.403	2.678	3.261	3.496
60	1.296	1.671	2.000	2.390	2.660	3.232	3.460
100	1.290	1.660	1.984	2.364	2.626	3.174	3.390
∞	1.282	1.645	1.960	2.326	2.576	3.090	3.291

付表 3 修正 U 統計量の上位点 ($p=0.05, 0.025, 0.01$)

n \ m	3	4	5	6	7	8	9	10	11	12
3	∞*(.050)	3.273(.057) ∞*(.029)	2.324(.071) 4.195(.036) ∞*(.018)	2.912(.048) 5.116(.024) ∞*(.012)	2.605(.042) 6.037(.017) ∞*(.008)	2.777(.042) 4.082(.024) 6.957(.012)	2.353(.050) 3.566(.023) 7.876(.009)	2.553(.049) 3.651(.025) 8.795(.007)	2.369(.055) 3.503(.028) 5.831(.011)	2.449(.048) 3.406(.024) 5.000(.011)
4		2.502(.057) 4.483(.029) ∞*(.014)	2.160(.056) 3.265(.032) ∞*(.008)	2.247(.048) 3.021(.024) 6.899(.010)	2.104(.052) 3.295(.021) 4.786(.012)	2.162(.051) 2.868(.024) 4.252(.010)	2.057(.050) 2.683(.025) 4.423(.010)	2.000(.050) 2.951(.025) 4.276(.010)	2.067(.049) 2.776(.026) 4.017(.011)	2.096(.049) 2.847(.024) 3.904(.010)
5			2.063(.048) 2.859(.028) 7.187(.008)	1.936(.056) 2.622(.026) 3.913(.011)	1.954(.051) 2.465(.025) 4.246(.009)	1.919(.048) 2.556(.025) 3.730(.010)	1.893(.050) 2.536(.025) 3.388(.010)	1.900(.049) 2.496(.025) 3.443(.010)	1.891(.051) 2.497(.025) 3.435(.011)	1.923(.049) 2.479(.025) 3.444(.010)
6				1.860(.051) 2.502(.028) 3.712(.011)	1.816(.050) 2.500(.024) 3.519(.010)	1.796(.050) 2.443(.025) 3.230(.011)	1.845(.050) 2.349(.024) 3.224(.010)	1.829(.050) 2.339(.025) 3.164(.010)	1.833(.050) 2.337(.025) 3.161(.010)	1.835(.050) 2.349(.026) 3.151(.010)
7					1.804(.050) 2.331(.025) 3.195(.010)	1.807(.050) 2.263(.025) 3.088(.010)	1.790(.051) 2.287(.025) 2.967(.010)	1.776(.050) 2.248(.025) 3.002(.010)	1.769(.050) 2.240(.025) 2.979(.010)	1.787(.050) 2.239(.025) 2.929(.010)
8						1.766(.050) 2.251(.025) 2.954(.010)	1.765(.051) 2.236(.026) 2.925(.010)	1.756(.050) 2.209(.025) 2.880(.010)	1.746(.050) 2.205(.025) 2.856(.010)	1.759(.050) 2.198(.025) 2.845(.010)
9							1.744(.050) 2.206(.025) 2.857(.010)	1.742(.050) 2.181(.025) 2.802(.010)	1.744(.050) 2.172(.025) 2.798(.010)	1.737(.050) 2.172(.025) 2.770(.010)
10								1.723(.050) 2.161(.025) 2.770(.010)	1.726(.050) 2.152(.025) 2.733(.010)	1.720(.050) 2.144(.025) 2.718(.010)
11									1.716(.050) 2.138(.025) 2.705(.010)	1.708(.050) 2.127(.025) 2.683(.010)
12										1.708(.050) 2.117(.025) 2.661(.010)

( ) 内は正確な上位確率.
* 上位点が計算できない場合.

索　引

欧　文

Clopper-Pearsonの信頼区間　112, 185, 193
Fligner-Policello検定　183
gabbage in gabbage out　12
Mann-WhitneyのU検定　181
p値　121, 134, 153
population　5
RCT　19
sample　5
SD　97
SE　97
t検定　175, 184
t分布　89, 157, 200, 204
Waldの信頼区間　115, 201
Welchの方法　174, 184
Wilcoxonの順位和検定　167, 181
Wilcoxonの符号付き順位和検定　164, 179, 202
Wilsonの信頼区間　114
Zスコア　72
Z変換　72, 91

ア　行

一様分布　59
一様乱数　61
一致性　100
陰性　126
陰性予測値　128
インフォームドコンセント　19

ウィリアム・ゴセット　91
上側確率　121
後向き研究　20
後向きのコホート研究　21

エビデンス　20

横断研究　20

カ　行

階級　29
介入　18, 156
介入群　157, 166
介入研究　18
確率変数　36
確率密度関数　35, 56, 73
　——の定義　37
仮説検定　57
片側検定　146, 151
カットオフポイント　128
加法性　84
頑健性　185
観察的研究　18
感度　126

偽陰性　125, 133
偽陰性率　127
棄却　121
棄却域　123, 150
危険率　122
記述統計　5, 13
基準化　72, 82, 165, 167
基準化統計量　86, 89, 165, 167, 183
期待値　38, 192
帰無仮説　118, 136, 144, 154
偽薬効果　3
偽陽性　125, 133
偽陽性率　127
共変量　25

区間推定　57, 81, 155

計数データ　27
計量データ　28
研究　19
研究デザイン　17
検出力　142
検出力曲線　147
検定統計量　119

効果　2, 16, 118
コホート　20
コントロール群　19

サ 行

再現性 2
採択域 123
最頻値 47
3シグマ 138

試験 19
試行 101
事象 101
システマティック・レビュー 21
自然治癒 3, 16
事前分布 81
下側確率 120
実験群 18
実験的研究 18
質的変量 23, 29, 55
四分位点 51
四分位範囲 52, 96
修正U統計量 205
従属変数 24
自由度 90, 172
順序変量 23, 29
上位確率 91
上位点 91
条件付き確率 42
症例対照研究 20, 160
信頼区間 6, 81, 93, 112, 150, 157, 174, 197, 198
信頼水準 81
信頼率 6, 81

推測統計 5, 13
推定値 99
推定量 99
スコア法 115

正確度 99

正規確率紙 78
正規分布 36, 60, 66, 71, 77, 196
――の再生性 83, 170
正規分布表 69, 203
精度 85, 99
説明変数 24
漸近的 108
全数調査 5
尖度 78

層別化 12
層別無作為標本抽出 12

タ 行

第1種の過誤 133, 176
対応のある t 検定 160
対応のない t 検定 173
対照群 19, 157, 166
第2種の過誤 133
対立仮説 118, 145, 154
単純仮説 145

中央値 32, 47, 164
中心極限定理 67, 107

データの型 23
点推定 57, 81

統計 4
統計的検定 7, 117, 155
統計的に有意 123
統計的方法 2, 13, 55
統計量 38, 86
特異度 126
独立 40, 102
独立変数 24
度数 27

ナ 行

2項係数 105
2項定理 105
2項展開 105
2項分布 59, 106, 195
2項割合 106
二重盲検法 19

ノンパラメトリックな方法 161, 178

ハ 行

バイアス 19
曝露 18
曝露群 18
箱ひげ図 52, 168
外れ値 31, 168
範囲 43, 48, 96
反応変数 24

比 25
ヒストグラム 29, 34
――の基準化 30
非曝露群 20
非復元抽出 102
標準化 72
標準誤差 85, 97
標準正規分布 67, 71, 90
標準偏差 48, 69, 97
標本 5, 6, 13, 55
――の大きさ 31
標本サイズ 31
標本標準偏差 51
標本平均 32, 43, 46, 83
頻度 27

復元抽出 102

索　引

複合仮説　145
符号検定　122, 164, 179, 202
不偏性　99
不偏分散　51, 191
プラセボ効果　3, 16
ブロック無作為化　12
分散　48, 190
分布　28
　──の位置　43
分布位置差異問題　167

平均値　31
ベイズ統計学　81
ベイズの定理　130
ベルヌーイ試行　102
ベーレンス・フィッシャー
　　問題　168
偏差　48
偏差値　74
変数　23
偏重硬貨法　12
変量　23

母集団　5, 13, 33, 55
母数　43, 56, 161
母標準偏差　49
母分散　49
　──の計算　50

母平均　32, 39, 80

マ 行

前向き研究　20
マッチング　20, 160

無限母集団　101
無作為　11
無作為標本抽出　11, 36, 62

名義変量　23
メタアナリシス　20

目的変数　24
モーメント　79
モンテカルロ・シミュレー
　　ション　62

ヤ 行

有意確率　121, 153
有意水準　122, 134, 155
有意点　123
有限母集団　102
有病率　9, 126

要因　25

陽性　126
陽性予測値　128

ラ 行

乱数　11, 61
ランダム　11
ランダム化比較試験　19

離散一様分布　60
離散変量　23, 34
率　25
両側確率　121
両側検定　146, 151
量的変量　23, 29, 56
臨床試験　8, 11

累積 χ^2 検定　179
累積度数分布　30
累積分布関数　43, 69

連続一様分布　61
連続変量　23, 34, 56

ワ 行

歪度　78
割合　25, 110

著者略歴

鶴田 陽和(つるた はるかず)

1952 年　宮崎県に生まれる
1975 年　東京大学工学部計数工学科卒業
1977 年　東京大学工学系大学院修了
現　在　北里大学医療衛生学部教授
　　　　医学博士・工学修士

すべての医療系学生・研究者に贈る
独習　統計学 24 講
―医療データの見方・使い方―

定価はカバーに表示

2013 年 5 月 20 日　初版第 1 刷
2024 年 1 月 25 日　　　第 7 刷

著　者　鶴　田　陽　和
発行者　朝　倉　誠　造
発行所　株式会社　朝　倉　書　店
　　　　東京都新宿区新小川町 6-29
　　　　郵便番号　162-8707
　　　　電話　03(3260)0141
　　　　FAX　03(3260)0180
　　　　https://www.asakura.co.jp

〈検印省略〉

Ⓒ 2013〈無断複写・転載を禁ず〉

Printed in Korea

ISBN 978-4-254-12193-3　C 3041

JCOPY 〈出版者著作権管理機構　委託出版物〉

本書の無断複写は著作権法上での例外を除き禁じられています。複写される場合は、そのつど事前に、出版者著作権管理機構（電話 03-5244-5088, FAX 03-5244-5089, e-mail: info@jcopy.or.jp）の許諾を得てください。

東大 縄田和満著
Excel による統計入門
―Excel 2007対応版―
12172-8 C3041　　　A 5 判 212頁 本体2800円

Excel 2007完全対応。実際の操作を通じて統計学の基礎と解析手法を身につける。〔内容〕Excel入門／表計算／グラフ／データの入力と処理／1次元データ／代表値／2次元データ／マクロとユーザ定義関数／確率分布と乱数／回帰分析他

慶大 小暮厚之著
シリーズ〈統計科学のプラクティス〉1
R による統計データ分析入門
12811-6 C3041　　　A 5 判 180頁 本体2900円

データ科学に必要な確率と統計の基本的な考え方をRを用いながら学ぶ教科書。〔内容〕データ／2変数のデータ／確率／確率変数と確率分布／確率分布モデル／ランダムサンプリング／仮説検定／回帰分析／重回帰分析／ロジット回帰モデル

統数研 椿 広計・慶大 岩崎正和著
統計科学のプラクティス8
R による健康科学データの統計分析
12818-5 C3340　　　A 5 判 224頁 本体3400円

臨床試験に必要な統計手法を実践的に解説〔内容〕健康科学の研究様式／統計科学的研究／臨床試験・観察研究のデザインとデータの特徴／統計的推論の特徴／一般化線形モデル／持続時間・生存時間データ分析／経時データの解析法／他

医学統計学研究センター 丹後俊郎・Taeko Becque著
医学統計学シリーズ8
統計解析の英語表現
―学会発表，論文作成へ向けて―
12758-4 C3341　　　A 5 判 200頁 本体3400円

発表・投稿に必要な統計解析に関連した英語表現の事例を，専門学術雑誌に掲載された代表的な論文から選び，その表現を真似ることから説き起こす。適切な評価を得られるためには，の視点で簡潔に適宜引用しながら解説を施したものである。

核融合科学研 廣岡慶彦著
理科系のための ［学会・留学］英会話テクニック
［CD付］
10263-5 C3040　　　A 5 判 136頁 本体2600円

学会発表や研究留学の様々な場面で役立つ英会話のコツを伝授。〔内容〕国際会議に出席する／学会発表の基礎と質疑応答／会議などで座長を務める／受け入れ機関を初めて訪問する／実験に参加する／講義・セミナーを行う／文献の取り寄せ他

前広大 坂和正敏・名市大 坂和秀晃・
南山大 Marc Bremer著
自然・社会科学者のための 英文Eメールの書き方
10258-1 C3040　　　A 5 判 200頁 本体2800円

海外の科学者・研究者との交流を深めるため，礼儀正しく，簡潔かつ正確で読みやすく，短時間で用件を伝える能力を養うためのEメールの実例集である。〔内容〕例文例と表現／依頼と通知／訪問と受け入れ／海外留学／国際会議／学術論文／他

日大 蓑谷千凰彦著
正規分布ハンドブック
12188-9 C3041　　　A 5 判 704頁 本体18000円

最も重要な確率分布である正規分布について，その特性と関連する数理などあらゆる知見をまとめた研究者・実務者必携のレファレンス。〔内容〕正規分布の特性／正規分布に関連する積分／中心極限定理とエッジワース展開／確率分布の正規近似／正規分布の歴史／2変量正規分布／対数正規分布およびその他の変換／特殊な正規分布／正規母集団からの標本分布／正規母集団からの標本順序統計量／多変量正規分布／パラメータの点推定／信頼区間と許容区間／仮説検定／正規性の検定

医学統計学研究センター 丹後俊郎・中大 小西貞則編
医学統計学の事典
12176-6 C3541　　　A 5 判 472頁 本体12000円

「分野別調査：研究デザインと統計解析」，「統計的方法」，「統計数理」を大きな柱とし，その中から重要事項200を解説した事典。医学統計に携わるすべての人々の必携書となるべく編纂。〔内容〕実験計画法／多重比較／臨床試験／疫学研究／臨床検査・診断／調査／メタアナリシス／衛生統計と指標／データの記述・基礎統計量／2群比較・3群以上の比較／生存時間解析／回帰モデル分割表に関する解析／多変量解析／統計的推測理論／計算機を利用した統計的推測／確率過程／機械学習／他

上記価格（税別）は2023年12月現在